家家皆可有良医
——居家养生的100个健康小知识

编　著　陈其华

副主编　刘　慧　　周忠志　　胡金辉　　郭晨璐

编　委　刘德果　　羊　羡　　孙之中　　李　博
　　　　　张　彪　　张家齐　　张　蓉　　何　望
　　　　　苏艺峰　　罗星乐　　易　倩　　苗润泽
　　　　　赵　丹　　赵文雪　　赵　姣　　胡　伟
　　　　　涂雅玲　　徐文静　　路小轩

U0222356

湖南科学技术出版社

图书在版编目（CIP）数据

家家皆可有良医 ：居家养生的 100 个健康小知识 / 陈其华编著. -- 长沙 ：湖南科学技术出版社，2020.7（2021.7 重印）

ISBN 978-7-5710-0561-0

Ⅰ．①家… Ⅱ．①陈… Ⅲ．①养生（中医）－基本知识 Ⅳ．①R212

中国版本图书馆 CIP 数据核字（2020）第 064127 号

JIAJIA JIEKE YOU LIANGYI JUJIA YANGSHENG DE 100GE JIANKANG XIAOZHISHI

家家皆可有良医　——居家养生的 100 个健康小知识

编　　著：陈其华

责任编辑：王跃军

出版发行：湖南科学技术出版社

社　　址：长沙市湘雅路 276 号

　　　　　http://www.hnstp.com

印　　刷：河北京平诚乾印刷有限公司

　　　　　（印装质量问题请直接与本厂联系）

厂　　址：河北省保定市高碑店市合作东路南侧 11 号

邮　　编：074000

版　　次：2020 年 7 月第 1 版

印　　次：2021 年 7 月第 3 次印刷

开　　本：710mm×1000mm　1/16

印　　张：18.5

字　　数：200000

书　　号：ISBN 978-7-5710-0561-0

定　　价：39.00 元

前言

　　健康长寿是古今人们梦寐以求的向往。古有秦始皇派徐福寻找不死仙丹，在当今信息爆炸的网络时代，芸芸众生皆极尽搜索各种信息的来源，孜孜汲汲，寻求尝试各种养生防病之法：有整天运动不息者，有每天喝养生酒、养生茶者，有长期素食者，有四季在外旅游不止者，有静坐龟息者。养生方法可谓五花八门，养生之道可谓众说纷纭，莫衷一是。

　　《黄帝内经》养生篇说："上古之人，其知道者，法于阴阳，和于术数，食饮有节，起居有常，不妄作劳，故能形与神俱，而尽终其天年，度百岁乃去。"古代圣贤就知道如何养生才能长命百岁。首先，必须知道养的方法（知道）；其次，要掌握自然界阴阳消长变化规律和特点（法于阴阳），并遵循这些规律、主动适应自然气候和外界环境的变化，调养身心，养正气，避邪气；第三，要选择适合自己的养生方法（和于术数），如按摩、气功、运动、舞蹈等；第四，要饮食有节，包括不过饱过饥，不偏食，适寒温等；第五，按时作息，生活工作都要有规律（起居有常），不熬夜；第六，不能过于劳累（不妄作劳），包括劳力、劳心和房劳等。只有这样才能精力充沛，精神饱满，身体强壮，健康长寿。

　　本人从事中医临床三十余年，遍阅中西结合书籍，探究中医养生防病之术。验之于己，效之于人，屡获奇效。今将临床常见病防治知识及常见养生方法，撷取其精华，拂尽善尽美地呈给大家，希望能对大家在养生防病治病方面提供更权威、更精准、更适用的知识。

　　本书按其内容进行大概分类，有内科疾病篇、外科疾病篇、男性疾病篇、女性疾病篇、皮肤病篇和其他篇。如此分类，只为给读者查阅提供方便。养生虽是个人之事，但更是整个家庭之事，生活习惯、饮食偏好、情志房劳等都离不开家庭，所以建议大家能有针对性阅读，最好通篇浏览，如果能将这些知识践行于日常生活和工作中，一定获益匪浅，不仅个人身心健康，还能家庭美满幸福。

一、内科疾病篇

1　如何测血压，你做对了吗？/2

2　你知道怎样补钙吗？/4

3　老年痴呆很可怕，预防本病有办法/7

4　哪些人群容易中风？/10

5　流感来袭，我们如何防治？/12

6　你知道桥本甲状腺炎吗？/15

7　糖尿病患者的饮食误区/17

8　哪些原因最易诱发肝癌？/20

9　感冒后的正确做法/22

10　口苦有哪些原因呢？/25

11　长期打鼾的危害有哪些？/27

12　幽门螺杆菌到底要紧吗？/29

13　流感与普通感冒的区别/31

14　血尿酸升高有哪些危害？/34

15　慢性咽喉炎惹烦恼，自我防治有妙招/36

16　尿结石如何防治？/39

17　头晕查因"八宗罪"/41

18　睡眠不足的原因有哪些？/44

19　老年人容易便秘怎么办？/46

20　节假日吃坏肚子有妙招/48

21　秋天鼻子干、咽喉不适怎么办？/51

22　手脚冰凉是怎么回事？/53

23　疲劳可能是某些疾病的信号/56

24　观察小便，了解健康/58

25　"腿抽筋"不一定是缺钙/61

26　小儿多汗是怎么回事？/64

27　学生如何防治传染病？/66

Content

二、外科疾病篇

1   膝关节疼痛的元凶有哪些？/72

2   膝关节炎防治方法有哪些？/75

3   口腔溃疡频发怎么办？/77

4   息肉会变成癌吗？/80

5   耳鸣原因知多少？/81

6   胆囊到底要不要切？/85

7   牙龈出血别大意/87

8   发现甲状腺结节千万不可大意/90

9   十人九痔如何预防？/92

10   千万别大意了颈椎病/94

11   腰痛原因有哪些？/96

12   烫伤的误区与紧急处理/98

13   警惕大便出血/100

三、男性疾病篇

1   什么原因让小朋友如此偏爱自己的"小弟弟"？/104

2   是什么怪病，让孩子不敢去上学？/105

3   是什么原因让"小蝌蚪"变得如此脆弱？/107

4   备孕期间宜吃哪些食物（男性篇）？/110

5   阳痿都是肾虚吗？/112

6   试管婴儿如何选择？/113

7   精液量越多越好吗？/116

8   附睾囊肿影响生育吗？/117

9   男性也有更年期？这些征兆告诉你/119

10   你了解逆行射精吗？/121

11   前列腺炎如何防治？/123

12   前列腺炎为何那么难治？/126

13   如何提高精子质量？/128

14 过度手淫危害多/130

15 如何看懂精液常规？/132

16 要生健康宝宝，这些检查必须做/134

17 烦人的"生殖器疱疹"/136

18 蛋蛋痛，要慎重/138

19 男性小腹痛可能是这些病/140

20 前列腺增生会癌变吗？/142

21 勃起不好，可能是重大疾病的早期信号/143

22 哪些药物可以提高精子质量？/145

23 男性 Y 染色体异常会影响生育吗？/147

24 男性小便分叉是怎么回事？/149

25 如何提高受孕概率？/150

26 无精子症还有希望生育吗？/152

27 早泄的常见原因，你知道吗？/154

四、女性疾病篇

1 备孕期间宜吃哪些食物（女性篇）？/158

2 更年期综合征我们真的了解吗？/160

3 卵子的前世今生/162

4 揭开多囊卵巢综合征的神秘面纱/164

5 是什么导致了你月经不调？/167

6 乳腺增生症会变成乳腺癌吗？/170

7 预防宫颈癌的最佳方法有哪些？/172

五、皮肤病篇

1 婴儿湿疹如何防治？/176

2 小儿湿疹如何防治？/178

3 教练，我想植发/180

4 当妈令人头秃/182

5 女人为何爱长黄褐斑？/184

6 美人痣不一定让你美丽/186

7 头发怎么变白了？/188

8 夏天如何避免皮肤晒伤？/190

9 夏日皮肤美白有绝招/193

10 如何远离痘痘？/195

11 什么痣不能"点"？/197

12 为什么头皮屑如此多？/199

13 皮肤病如何选择外用药膏？/201

14 如何预防黑眼圈？/203

15 严重脱发怎么办？/207

16 皮肤瘙痒的原因有哪些？/209

17 手足脱皮如何防治？/211

18 秋季如何防治嘴唇干裂？/214

19 揭秘皮肤瘙痒的秘密/216

20 灰指甲如何防治？/219

21 皮肤干燥如何防治？/221

22 被冤枉的"鸡眼"/223

23 你了解白癜风吗？/226

24 皮肤过敏防治攻略/227

25 带状疱疹不能大意/229

26 哪些皮肤病适合用激光疗法？/232

27 头面部油腻怎么办？/234

28 "脚气"的那些事儿/236

29 防晒有绝招，专家来教你/239

30 寒冷冬季，教你如何防治冻疮/241

31 狐臭的治疗方法有哪些？/243

六、其他篇

1　哪些运动能让你的小孩长高？/248

2　你一生必须接种哪些疫苗？/250

3　减肥妙招一二三/253

4　解密司马懿的长寿秘诀之上篇/255

5　解密司马懿的长寿秘诀之下篇/258

6　粽子虽好吃，食用有讲究/261

7　如何选择除湿药膳？/262

8　不吃早餐危害多/265

9　服药期间哪些东西不能吃？/267

10　如何看医生，你知道吗？/269

11　水灾过后如何防病？/272

12　维生素到底怎么补？/274

13　关于"发物"，你真的了解吗？/281

14　每个人都要补充益生菌吗？/283

15　"打吊针"的坏处你知道吗？/285

一、内科疾病篇

1　如何测血压，你做对了吗？

无论是正常人还是患者，特别是高血压病患者都会经常测量血压，也有人会自己购买血压计来给自己或帮家人测量血压，看似简单的操作，你们都掌握了吗？

1. 哪种血压计好？

常用的血压计有水银柱式血压计、气压表式血压计和电子血压计三种。

（1）水银柱式血压计

水银柱式血压计是最常见、最老式的血压计，是医院及药店常用的一种血压计。其测量血压值很准确，但患者自己不能自我测量，操作要求较高，并且要求在测量血压时借助听诊器听脉搏的声音，非医学专业人员很难准确把握。因此不推荐家用。

（2）气压表式血压计

气压表式血压计又称无液测压计，其外形设计类似于钟表的表盘，采用表头的机械动作来表示血压读数，其余部分与水银柱式血压计原理基本相同，但其准确性略低于水银柱式血压计。

（3）电子血压计

电子血压计主要分为手腕式和上臂式两种，因其外观轻巧，携带方便，操作简便，应用非常广泛。

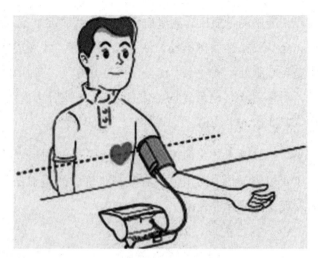

1）手腕式血压计小巧便捷，操作更简单，故很多人会选择购买使用，适合上班族、经常出差以及一天需要多次测量血压的人。手腕式血压计测量的血压值存在较大误差，一般不推荐家用。

2）上臂式血压计是最常用的经认证的家用电子血压计，其测量也简便，其测量血压的准确性较手腕式血压计高，但较气压表式血压计和水银柱式血压要低。

2. 如何正确测量血压

因平时以家用上臂式血压计最常见，故下面分四步来正确测量血压。

第一步：调整身体状态。测血压前应保持安静、身心放松，测量血压前 30 分钟应禁止吸烟、喝咖啡或浓茶，要排空膀胱，并安静休息至少 5 分钟。

第二步：选择合适血压计。要选择经权威机构认证的上臂式电子血压计，并定期校准。

第三步：正确捆绑袖带。袖带大小应适合患者的上臂围径，袖带气囊应覆盖上臂 80% 的范围，对于大小不合适者应及时更换。袖带下方距离肘窝 1～2cm（约两横指），保持松紧适宜，以自由深入一个手指头为宜。

第四步：准确测量血压。测量血压时，患者取端坐位，双脚平放于地面，全身放松且保持不动，注意胳膊放平，外展成 45°，上臂袖带中心与心脏处于同一水平线上，再打开开关，等血压计自动完成测量。测量后及时记录数据，休息 3~5 分钟后再次测量，一般测 3 次，取 3 次的平均值。

> **Tips**　血压是人体生命体征的重要指标之一，随时了解自己的血压血压变化情况很有必要。只有掌握正确的测量血压的方法，才能及时发现身体的异常变化。

2　你知道怎样补钙吗？

钙是人体内必需的常量元素，其中 99％的钙存在于人体的骨骼和牙齿中，另外 1％分布于软组织、血浆和细胞外液。钙在维持人体循环、呼吸、神经、内分泌、肌肉、骨骼、免疫等各系统正常生理功能中起重要调节作用。据全国营养状况调查结果显示，我国居民的营养摄入中，钙是缺失最严重的营养素，人均钙摄入量不及推荐量的 50％。其中最容易缺钙的是中老年人和婴幼儿。老年人因钙丢失严重并且补充不够，而婴幼儿由于生长发育快，钙的需求量大，如果喂养不当，没有及时补充钙，也容易引起缺钙。

1. 缺钙有哪些表现？

（1）小儿缺钙容易引起佝偻病和发育畸形

1）2~3 个月的婴儿，早期"缺钙"表现为多汗、烦躁不安、易惊、夜啼等。由于汗多刺激头皮而常摇头，使枕后头发脱落而出现"枕秃"。随后可出现颅骨软化，当游离钙下降到一定程度时，小儿神经肌肉兴奋性明显增高，可出现手足抽搐，喉头痉挛，甚至引起惊厥发作，此时病情危重，可有生命危险。

2）随着生长发育，全身骨骼、内脏组织对钙的需求量增加，1岁左右的小儿缺钙时，可见肋骨与肋软骨交界处出现膨大畸形，严重者可见"鸡胸"或"漏斗胸"，胸廓变形影响呼吸功能，易患呼吸道感染甚至肺炎。

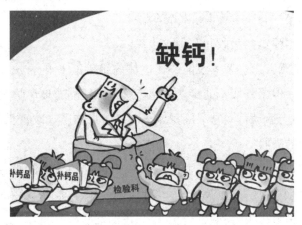

手腕、足踝部亦形成环状钝圆形隆起，像"手镯""脚镯"。开始学习站立和走路时，由于双下肢负重而逐渐呈现"O"形或"X"形畸形。在一些生长过快的儿童，可出现易疲劳，两腿酸软、疼痛，关节痛甚至小腿肌肉抽搐等表现。

（2）中老年人缺钙易引起关节疼痛和骨折

中老年人缺钙，轻者可无明显症状，仅在X线摄片或骨密度测量时被发现。较重者常可出现腰背疼痛、疲乏无力、全身骨头疼痛或骨折等。疼痛的部位以腰背部疼痛最多见，疼痛范围是以脊柱为中心向两侧扩散，多以酸痛、胀痛、深部疼痛为主。老年人的骨质由于缺钙具有脆性高，强度低的特点，轻微活动、创伤、负重、挤压或摔倒后都可发生骨折，这也是许多骨质疏松患者首诊的原因。第一次骨折后，患者再次发生骨折的概率明显升高。

2. 如何补钙呢？

（1）食物补钙

1）多食用钙质含量高的食物。如：牛奶、酸奶、奶酪、虾皮、海产品、芝麻、芝麻酱、大豆、豆制品、鸡蛋、绿叶蔬菜、坚果、食用菌、海带、鱼粉、鱼松等。

2）因草酸能抑制肠道对钙的吸收，因此对草酸含量较多的蔬菜先焯水破坏草酸，然后再烹调。如：甘蓝菜、花椰菜、菠菜、苋菜、空心菜、芥菜、雪菜、竹笋等。

（2）增强钙的吸收和利用

1）多晒太阳：紫外线能够促进体内维生素 D 的合成，有利于钙的吸收。但紫外线不能穿透玻璃，所以不能隔着玻璃晒太阳。

2）适当运动：经常锻炼身体，可以增强体质，改善消化功能，有利于钙的吸收。

3）补充维生素 D：维生素 D 不仅可促进肠道钙的吸收，还可以增加肾小管对钙的重吸收。一般情况下，缺钙症状较轻的患者在食补后缺钙情况可得到纠正。如果缺钙的症状较严重，可在医生指导下补充维生素 D，同时服用钙剂。

（3）直接服用钙剂

对于缺钙严重的患者，建议直接服用钙剂，如：碳酸钙、葡萄糖酸钙、骨化三醇等。不同的人根据自身的年龄、体质和特点，可选择不同的钙剂，最好在医生的指导下选用。

（4）妇女补钙宜更早

妇女体内的钙质从 40 岁左右就开始出现了入不敷出的情况，因此补钙应从这时就开始。尽量选择钙含量高的食物，有意识地从食物中得到钙的补充，选择性地用钙片进行补钙。对于女性，服用钙片的同时还应补充大豆异黄酮类雌激素，补钙的同时还能美容养颜。

Tips 正确认识到缺钙的危害性和补钙的重要性，在这里提醒大家，补钙因人而异，盲目补钙不仅对身体无益，反而可能会引起结石及其他疾病。

3 老年痴呆很可怕，预防本病有办法

老年痴呆症又叫阿尔茨海默病（简称 AD），是一种隐匿的进行性发展的神经系统退行性病变。主要临床表现有记忆障碍，失语，失用，失认（不能认识家人或物品，忘记家庭住址等），人格改变、行为异常等。

本病具体病因不明，可能与家族史、抑郁症、头部外伤、甲状腺疾病、病毒感染、独居、丧偶、铝中毒等有关。

随着社会人口老龄化，老年痴呆症的发病率越来越高。目前虽然有较多的药物能延缓该病病情的进展，但并没有彻底治愈的方法。尽管如此，在日常生活中我们通过健康的生活方式仍能有效预防老年痴呆症的发生并延缓该病的发展速度。

1. 合理饮食

（1）以自然的营养物质为基础，注意摄入橄榄油、蔬菜、水果、鱼、海鲜、豆类等食物。

（2）强调低盐、低脂饮食，使血压、血脂维持在正常范围内，降低患老年痴呆症的风险。

（3）建议少量多餐，规律饮食，使血糖稳定在正常水平。

（4）每天 2~4 杯绿茶。绿茶中含有的一种多酚类化合物，能抗氧化、清除氧自由基，从而预防和改善老年痴呆。红茶和乌龙茶虽也属于茶类，但无此作用。

（5）少用或不用铝制品炊具。

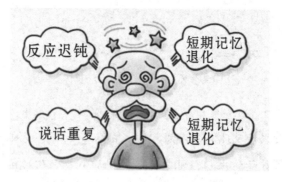

2. 戒烟限酒

（1）建议戒烟。长期吸烟会引起血管痉挛，导致大脑供血供氧不足，增加患老年痴呆症的风险。

（2）控制酒量。建议尽量不喝或少喝白酒或啤酒，推荐睡前喝 20～50mL 红葡萄酒，具体酒量可根据个人情况而定。红葡萄酒中含有一种名叫白藜芦醇的物质，有显著的抗氧化效果，可以减少 β 淀粉状蛋白在脑细胞中的反常集聚，起到保护脑细胞从而预防老年痴呆的作用。

3. 适当运动

（1）适当并规律的运动可以加快机体新陈代谢，促进血液循环，降低胆固醇，使血压维持在相对平稳的水平，保证大脑的血液供应，降低患老年痴呆尤其是血管性痴呆的风险。

（2）推荐给老年人的运动方式有快走、太极拳、太极剑、散步、广场舞等。此外，手指局部运动可以缓解老年痴呆症的病况，可以通过写日记、练字、手指转动玻璃球、用筷子夹核桃或者重复性的握拳等方式运动手指。

4. 多与外界交流

建议老年人走出户外，增加与外界的交流，包括走访亲友、观看电影、俱乐部活动、志愿者活动等。同时建议老年人与儿女共同生活、居住，增加与家人沟通、交流的机会。

5. 加强大脑功能锻炼

大脑功能锻炼有助于维持大脑活力（如敏锐的思维能力），降低患老年痴呆症的风险。大脑功能锻炼包括学习新知识与记忆力训练，如学习一门外语、学习手语、弹奏乐器、阅读报刊或书籍以及培养一些新的爱好。

6. 养成良好的作息习惯

养成规律作息的习惯，按时入睡、按时起床，这有助于大脑生物钟保持规律应答。但需注意，既不能因难以入睡而减少睡眠时间，也不能整天躺在床上强迫自己入睡。如睡眠质量欠佳，可用中药进行调理。

7. 中医预防

中医认为，人衰老的本质是阴阳气血亏虚，气血运行不畅。每个人应根据自己的具体情况及时向医生咨询，有针对性地服用中药调理。现提供两个常见的食疗方。

（1）核桃粥：取核桃 30g，粳米 100g，大枣 10 枚，洗净小火熬粥，1 日 2 次口服。

（2）黑芝麻粥：取黑芝麻 30g，粳米 100g，洗净小火熬粥，可加蜂蜜适量，1 日 2 次口服。

8. 其他

应避免头部外伤，因头部外伤会增加患老年痴呆症的风险；保持理想体重，将血压、血糖、血脂尽量控制在正常范围；积极治疗基础疾病，如抑郁症、头部外伤、甲状腺疾病等；接受预防老年痴呆症相关知识的培训。

Tips　老年痴呆症是一种严重影响老年人生活质量的慢性疾病，给患者的家庭带来很多烦恼，给社会带来不安定隐患。本病目前没有很有效的治疗方法。因此，及早预防、及早干预尤为重要。另外，定期体检，如头颅影像学检查等可以早期发现病变。一旦病情较严重则应加强护理并前往医院进行治疗。

4　哪些人群容易中风?

中风是急性脑血管病的统称，一旦发生中风，轻则出现肢体瘫痪，影响患者生活质量，重则危及患者生命，因此，积极预防中风非常重要。那么哪些人群容易中风? 应该如何预防呢?

1. 中风高发人群

（1）心脏病患者：心肌梗死、心律失常、细菌性心内膜炎、做过心脏手术以及心脏瓣膜病的人，容易形成血栓引发中风。

（2）血压异常人群：血压高于或低于正常值都可能引起一系列心脑血管问题，血压突然增高可能出现脑出血，血压太低时容易发生脑梗死。

（3）糖尿病患者：糖尿病患者往往易产生一系列心脑血管问题，这是因为糖尿病引起血脂代谢紊乱，血脂高会引起动脉粥样硬化，还会出现高血压。

（4）高脂血症患者：高血脂会引起动脉粥样硬化性心、脑血管病变，从而使发生中风的危险性升高。

（5）支气管疾病患者：慢性支气管炎及其并发症通过影响血液流变学性质导致中风。

（6）颈椎病患者：颈椎病患者因椎间孔狭窄，从而影响椎－基底动脉的血液供应，导致脑供血不足而发生中风。

（7）血液黏稠度高的人：如红细胞增多症，血液黏稠很容易形成血栓而引发中风。

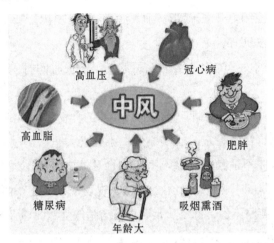

（8）体内缺镁的人：镁在人体内能延迟血小板凝集，缺镁时这种作用就会减弱，容易形成血栓导致脑梗死。同时镁还能降低血液中胆固醇和脂蛋白含量，从而降低血脂，预防脑动脉硬化。

（9）习惯性便秘的人：老年人有动脉粥样硬化者，若用力排便使腹压升高，则血压也同时升高，易使小血管破裂、出血，发生脑出血而引起中风。

（10）吸烟的人：吸烟使血液中的胆固醇与脂蛋白结合并沉积在血管壁上，加速动脉粥样硬化进程引发中风。

（11）过量饮酒的人：大量的酒精摄入会导致血压升高，也容易引起中风。

（12）饮食习惯不好的人：饮食过咸、过于肥甘厚腻会影响心血管功能，增加中风发生的可能性。

（13）以下体质的人容易中风：容易发生中风的体质类型主要有气虚、阴虚、血虚、痰湿，因此可以通过调节体质来预防中风。

2. 如何预防中风?

(1)积极治疗原发病,有上述易引起中风的疾病应当积极治疗,如尽量控制血压、血脂、血糖在正常范围内。要定期复查血压、血脂、血糖等。

(2)养成良好的生活习惯,不熬夜、不长时间打牌、坚持适当锻炼身体。

(3)饮食结构要合理,少食肥甘厚味的食物,不抽烟,少喝酒。

(4)保持情绪稳定、心情愉悦,不大喜大悲、不过分激动。

(5)身体不适随时就诊,密切注意身体的各种不适反应。如发生一过性肢体麻木、疲乏、无力眩晕、视物模糊、看东西出现重影、吞咽困难、走路不稳、性格反常、昏沉嗜睡等症状时应及时就医。

Tips 中风是一种常见的危急重症,一旦发生,轻则致残,重则危及生命,建议大家要注重平时的防范与保养。

5 流感来袭, 我们如何防治?

当季节变换天气巨变时,人们容易因加减衣物不当而感冒,感冒分为普通感冒和流行性感冒(简称流感)。轻症流感患者症状和普通感冒相似,重症流感患者可出现病毒性肺炎、急性呼吸窘迫综合征等并发症甚至危及生命。流感来袭,我们如何来应对它呢?

1. 流感症状

流感一般发病较急，主要以发热、头痛和全身不适起病，可伴有畏寒、咽喉痛、鼻塞、流涕、肌肉酸痛、乏力、食欲减退、颜面潮红，眼结膜充血等。

部分流感以呕吐、腹痛、腹泻为特点，常见于感染乙型流感的儿童。

流感症状和普通感冒相似，但流感的全身症状更明显，确诊可通过病原学检查如流感病毒核酸检测、流感病毒分离培养、流感病毒抗原检测、血清学检测。

2. 传播途径

主要通过咳嗽、打喷嚏等空气中飞沫传播；也可经口腔、鼻腔、眼睛等黏膜直接或间接接触传播；接触被病毒污染的衣物等日常物品也可引起感染。

3. 流感的治疗

（1）充分休息，避免劳累，多饮温热水。

（2）饮食宜清淡、易消化，如白米粥，不宜辛辣、油腻。

（3）在专业医生的指导下按时按量服用治疗药物，如抗病毒药物等。

（4）当出现有以下症状时，病情较严重，需立即前往医院积极治疗：①持续高热，伴有剧烈咳嗽、咳脓痰、血痰；②呼吸困难、呼吸频率变快、口唇发紫；③嗜睡、惊厥、躁动等神志改变；④严重呕吐、腹泻，甚至脱水；⑤原有基础疾病明显加重。

4. 流感常用中药方剂

（1）银翘散合桑菊饮加减

适应证：发病初期，发热或未发热，咽红不适，轻咳少痰，无汗。

煎服法：水煎服，每剂水煎 400 mL，每次口服 200 mL，1 日 2 次；必要时可日服 2 剂，每 6 小时口服 1 次，每次 200 mL。

（2）麻杏石甘汤加减

适应证：高热，咳嗽，痰黏咯痰不爽，口渴喜饮，咽痛，目赤。

煎服法：水煎服，每剂水煎 400 mL，每次口服 200 mL，1 日 2 次；必要时可日服 2 剂，每 6 小时口服 1 次，每次 200 mL。

（3）宣白承气汤加减

适应证：高热不退，咳嗽重，少痰或无痰，喘促短气，头身痛；或伴心悸，躁扰不安。

煎服法：水煎服，每剂水煎 400 mL，每次口服 200 mL，1 日 2 次；必要时可日服 2 剂，每 6 小时口服 1 次，每次 200 mL；也可鼻饲或结肠滴注。

（4）沙参麦门冬汤加减

适应证：神倦乏力，气短，咳嗽，痰少，食欲缺乏。

煎服法：水煎服，每剂水煎 400 mL，每次口服 200 mL，1 日 2 次；必要时可日服 2 剂，每 6 小时口服 1 次，每次 200 mL；也可鼻饲或结肠滴注。

5. 流感的预防

（1）接种流感疫苗。接种疫苗是预防流感最有效的手段，老年人、儿童、孕妇、慢性病患者和医务人员等是流感高危人群，可提早接种疫苗来预防流感。

（2）保持良好卫生习惯。勤用肥皂洗手，对衣物、餐具进行消毒。

（3）保持环境清洁、通风。常开窗、清洁房间，保持居住、工作等环境空气流通和清洁，尽量少前往人群密集的公共场所，少接触生猪或生禽场所。

（4）避免接触感染患者，外出时可戴口罩；共同进餐时可使用公筷，以免交叉感染。

（5）合理饮食。避免过度食用辛辣、肥腻之物，宜多食新鲜蔬菜水果如萝卜、白菜、茼蒿、苹果、柚子等。冬季食用狗肉、羊肉等温热食物宜适量，不可过度。

（6）适当体育锻炼，提高自身免疫力和抵抗力。

（7）注意防寒保暖。及时增加衣物，避免受寒，外出时可戴口罩、围巾等。

Tips 轻症流感的症状和普通感冒相似，常常容易被人们所忽略，我们应提高治病和防病意识，当出现发热、咳嗽、头痛等全身不适时应前往医院，积极诊治，尤其是儿童、孕妇、老年人等免疫力低下的人，以免延误病情而发展为重症流感。

✿ 6 你知道桥本甲状腺炎吗？

桥本甲状腺炎虽是一种常见的甲状腺疾病，但是很多人对此病缺乏认识，现为大家科普本病的相关知识。

1. 什么是桥本甲状腺炎？

桥本甲状腺炎又叫"慢性淋巴细胞性甲状腺炎"或"桥本病"，它是由一位名叫"桥本"的日本医生首先发现的一种自身免疫性甲状腺炎症。这种"炎症"和大众所认为的"细菌感染引起的炎症"是不一样的，桥本甲状腺炎其实是一种自身免疫性炎症。

2. 桥本甲状腺炎有哪些临床表现？

（1）大部分患者没有明显的临床表现。部分患者可有咽部、颈部不适感。

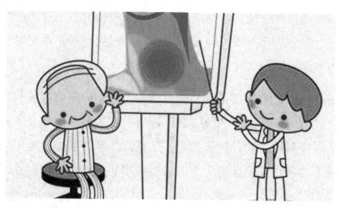

（2）可有甲状腺对称性、进行性肿大。

（3）短暂甲亢：有的桥本甲状腺炎患者早期会发生短暂的一过性甲亢症状，这个阶段可能持续数月。

（4）永久性甲减：如果炎症较重，甲状腺破坏过多，会导致甲状腺功能的减退（简称甲减），这种甲减多数为永久性甲减。

甲减表现为容易疲劳、畏寒、苍白、懒言少语、表情淡漠等。

3. 桥本甲状腺炎怎么治疗？

（1）甲状腺功能正常者，一般不做处理，定期复查（半年至 1 年复查 1 次）甲状腺功能和抗体水平。

（2）轻度甲亢时，一般也不处理。甲亢症状明显时，一般短期、小剂量地应用药物，并定期复查。

（3）若到甲减状态，说明甲状腺功能破坏程度较重，一般需要终身采取甲状腺激素补充治疗。

4. 如何自我调护？

桥本甲状腺炎患者应尽量少吃含碘量高的海产品，有的隐性患者也可能因为碘摄入过多而诱发为临床甲减，含碘高的食物如：紫菜、海带、海参、虾皮、各种贝壳类等。

本病发病率不高，病程进展较慢，一般对身体没有很大的危害，无须过于紧张，但必须定期复查。

7 糖尿病患者的饮食误区

糖尿病患者要有效控制血糖，关键是调整饮食结构，正确选择适合的饮食。到底哪些食物能吃，哪些不能吃，又容易犯哪些常见的错误呢？

1. 过度控制饮食

有些糖尿病患者为了降血糖，采取节食的方法。节食虽然在短时间内会让血糖在一定程度上下降。殊不知，当人体长期营养摄取不足时，机体就会通过分解脂肪来供能，其代谢后产物为酮体，可能会导致酮中毒，严重者可能危及生命。

2. 多吃南瓜可以降糖

糖尿病患者总认为多吃南瓜能降血糖，因其含有的南瓜多糖在一定程度上有控制血糖作用，但它也含有大量其他糖类物质，过多食用可导致血糖快速上升。

3. 打了胰岛素后便可敞开吃

许多糖尿病患者由于口服降糖药控制血糖欠佳，往往会打胰岛素来降血糖。故有些人误以为打了胰岛素后，便可敞开肚子吃东西。却不知道是踩到了"雷区"，胰岛素的使用剂量是在患者严格控制三餐饮食的品种和量的基础上确定的，如果平时饮食不控制，即使注射了胰岛素，血糖也会不稳定。

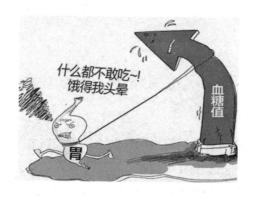

4. 不敢吃水果

糖尿病患者普遍认为水果糖分含量较高，不敢食用。其实水果中含有很多微量元素，如铬、锰等，这些微量元素有助于提高体内胰岛素的活性。所以在血糖得到控制的情况下，建议糖尿病患者适当进食水果，一般在两餐之间食用，且选择糖分含量相对较低的水果（例如草莓、圣女果、柠檬、桃子、柚子等），少吃香蕉、葡萄、荔枝、西瓜、芒果等糖分含量高的水果。

5. "无糖食品"或"糖尿病食品"可随意食用

如今市面上各种无糖食品吸引着无数糖尿病患者的眼球，并总有患者拿着这些所谓的专属"零食"来充饥。其实这些"零食"大多都是面粉制作的，最终在体内代谢后会转化成葡萄糖，导致血糖升高。

6. 多吃素菜少吃肉类

很多糖尿病患者平时吃饭，都是多吃素菜少吃肉类，这种做法是不对的。因为肉类摄取太少，直接导致体内的蛋白质不足，进而免疫力下降，易诱发感染。

7. 服用"降糖食品"代替降糖药物

市面上有很多所谓的"降糖食品"可代替降糖药物的广告，这其实大多是虚假广告。即使这些"降糖食品"可降血糖，也只是里面含有一些降糖药罢了，所以千万别信以为真，耽误了自己的病情。

8. 多吃副食少吃饭

有些糖尿病患者有少吃饭，多吃副食的观念，因此坚果类零食（例如花生、瓜子、杏仁等）成为其首选，认为这样会增加他们的饱腹感，减少饥饿。殊不知，这些零食富含油脂和蛋白质，不仅会使热量迅速增加，还会使血脂升高。

9. 豆制品不含糖可多吃

豆制品由于不含糖，成为大多糖尿病患者的首选食物。适量进食豆制品（豆腐、豆浆等）有利于控制血糖，但其富含植物蛋白，特别对于糖尿病病程长的患者及老年人，由于其肾功能下降，而植物蛋白在体内代谢后转化成含氮的产物，会加重肾脏的负担。所以，豆制品也不可吃太多。

10. 控制饮水

糖尿病患者都有多尿的症状，因此有些人为了减少上厕所的频率限制饮水。口渴是因为葡萄糖从尿中排出时带走了大量水分，故口渴时应及时喝水，切勿刻意控制，否则会导致脱水或高黏血症，甚至引起酮症酸中毒或高渗性昏迷，危及生命。

Tips　糖尿病患者平时的饮食调理是一种非常重要的防治手段，因此避开生活中常见的"雷区"，养成科学的饮食习惯及正确把握饮食结构和进食量显得至关重要。但当血糖控制不佳或者出现严重的并发症时，应及时前往正规医院，寻求专科医生的诊治。

8　哪些原因最易诱发肝癌？

　　肝癌是病死率最高的恶性肿瘤之一，据统计，我国每年新发肝癌病例占全球总数的一半以上，肝癌也已成为我国第三大肿瘤致死病因。肝癌的特点是早期不易察觉，发现时一般到了中晚期，因而错过手术治疗的最佳时机。

　　肝癌典型表现为肝区疼痛、进行性肝大、消瘦、食欲减退和黄疸。有典型表现的患者诊断并不难，关键是早期诊断。肝癌早期一般没有明显临床表现，定时体检非常有必要，特别是一些高危人群。

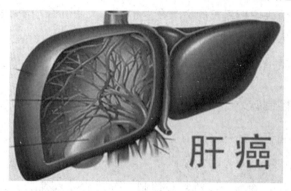

1. 肝癌高危人群与高危因素

（1）慢性肝炎

　　慢性肝炎是肝癌发生的主要原因，病毒性肝炎尤其是乙型肝炎与肝癌的发生有密切相关性，我国是乙型肝炎高发的国家，积极预防和治疗乙肝对减少肝癌的发生至关重要。丙型和丁型病毒性肝炎也与肝癌的发生有关。

（2）肝硬化

　　肝硬化与肝癌亦密切相关，肝癌患者大部分合并有肝硬化，临床上通常把肝炎→肝硬化→肝癌称为肝癌演变的三部曲。因此，体检一旦发现有早期肝硬化，就应采取积极有效的方法进行防治，肝硬化患者应做好定期（半年左右）复查工作，尽量杜绝或延缓肝硬化向肝癌的发生。

（3）黄曲霉毒素

研究表明，粮油、食品受黄曲霉毒素污染严重的地区，肝癌发病率高。发霉和烧焦的食物中存在大量的黄曲霉毒素，比如发霉的花生、玉米均含大量黄曲霉毒素，有很强的致癌性，这些日常生活常识很容易被人们忽视。

（4）饮酒过度

长期过量饮酒的人容易得酒精肝和酒精性肝硬化，长此以往容易导致肝癌的发生。酒精过量对肝脏的损害相当大，特别是肝病患者，戒酒对减轻肝脏负担具有重要意义。

（5）长期情志抑郁

长期心情不畅，情绪低落，或精神紧张，不仅是肝癌的诱发因素之一，也是全身其他脏腑疾病的诱因之一，长期情志抑郁，情绪低落会对身体健康带来非常不利的影响。

（6）其他因素

其他与肝癌发生有关的可能的因素包括一些化学物质、药物、食物中农药残留、家族史，等等。

2. 预防肝癌早期检查方法

（1）肝脏彩超

是临床上最常见的腹部肿块检查方法，腹部超声检查有操作简便、灵活直观、无创便携等特点，能发现肝脏的细小肿块。

（2）腹部 CT 和磁共振

费用较贵，但能发现很细小的肿块，能更早发现肝脏的癌性病变。

（3）血清甲胎蛋白（AFP）

是当前诊断肝癌常用而又重要的方法之一，已广泛用于肝癌的普查、诊断、疗效判断和预测复发等。

（4）基因检测

对于健康人，肝癌基因检测可以帮助了解患肝癌风险，提前做好预防；对于肝癌患者，基因检测能够帮助其确定发病原因是否由基因异常引起，也能帮助其实现用药安全、肿瘤靶向用药，还能帮助其预测后代患病风险。

（5）其他检查

γ-谷氨酰转肽酶同工酶-Ⅱ、异常凝血酶原等肝癌标志物联合血清 AFP 检测可明显提高原发性肝癌的诊断率。

Tips 引起肝癌的原因很多，早期预防、早期检查非常重要。肝癌患者一旦确诊，大部分患者治疗效果不很理想，所以建议大家一定要养成良好的生活习惯，尽量避免接触肝癌的危险因素。

9 感冒后的正确做法

当天气突然变化时，体质稍弱的人很容易感冒，感冒后迫不及待去医院，又是吃药又是打针，而有的人则待在家里不出门，还有的人强忍不适硬扛着，坚持上班，说感冒会自愈的。那么感冒后我们到底该怎样自我处理？又该如何减轻感冒症状，促使感冒早日康复呢？

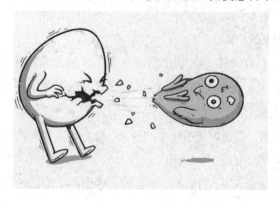

1. 正确认识感冒

感冒是由病毒引起的一种疾病，以鼻塞、流涕、咳嗽、发热、乏力等为主要症状。感冒分普通感冒和流行性感冒。无并发症的普通感冒，一般 5~7 天后可以痊愈。老年人与儿童容易出现感冒并发症，此时，临床症状较重，病程会有所延长。普通感冒一般不传染；流行性感冒症状较重，病程较长（一般半个月方能痊愈），且易相互传染。

2. 感冒后，我们应该怎么做？

（1）保证充足的睡眠。感冒后人体抵抗力进一步下降，不适合高强度的学习和工作，同时，在公共场合容易将病毒传染给他人。所以，感冒后，最好放下手头的工作和学习，给自己放一个小假，好好睡一觉，保证每天 8 小时以上的睡眠。

（2）保证充足的饮水。干燥更容易引起感冒，因为身体黏膜的抗病毒能力会因为缺水而下降。大量饮水，不仅可以促进病毒代谢和排泄，还可以有效缓解发热等症状。成年人保证每日 2000mL 的饮水量，并适当补充淡盐水，对于感冒的恢复有帮助。除此之外，还可以使用加湿器，使皮肤和鼻腔黏膜"喝饱水"。秋冬季节天气干燥，最好在床边放置一个加湿器，能防治感冒。

（3）保证维生素 C 的摄入。维生素 C 是一种抗氧化剂，能够保护人体免于自由基的伤害；同时维生素 C 也是一种辅酶，是人体新陈代谢所必需的营养物质，可以增强人体抵抗力，预防感冒。感冒时适当多吃富含维生素 C 的食物，如：橙子，橘子，红枣，草莓，韭菜，油菜薹等新鲜蔬果。

（4）流质饮食为首选。感冒时，人的肠胃功能会变差，清淡的粥和汤相对易消化，不会加重胃肠负担。同时，热汤和热粥可以起到发汗的作用，有利于感冒的痊愈。需注意，发汗后需适当补充水分。

（5）保证环境通风。感冒时，应注意尽量避免外出，人多的公共场合空气流通较差，容易加重感冒症状，同时也易将病毒传染给他人，即使出门，也应佩戴好口罩，居住环境应向阳，保证空气流通，以免继发细菌感染。

（6）选择正确的治疗方法。一般感冒症状较轻的青壮年患者，在正确的饮食起居调护下，不需服用感冒药，3～5天即可自行痊愈；如果症状较重，服用感冒药1～2次即可康复；若为老年、儿童、有基础疾病或症状较重的患者，应及时到医院就诊。

3. 平时预防

平时容易感冒的人，在没有患病时可以服用以下方药来预防（以下药物的剂量均为成人剂量，儿童、老年酌减）：

（1）黄芪20g、白术10g，经常煮水喝；

（2）黄芪20g、红枣20g，经常煮水喝；

（3）西洋参5g、白术10g，经常煮水喝；

（4）黄芪20g、白术10g、防风10g，经常煮水喝；

（5）太子参20g、麦冬10g、菊花15g，经常煮水喝。

4. 风寒感冒

症状表现为恶寒重，发热轻，无汗，头痛，周身关节酸痛，鼻塞流清涕喷嚏，咽喉痒，咳嗽，咯稀白痰，舌苔薄白，脉浮紧。

（1）生姜10～20g，拍碎泡水喝，可加入少许红糖，2次/日。

（2）生姜10～20g、葱白5～10g，煮水喝，2次/日。

（3）生姜10～20g、紫苏叶5～10g，煮水喝，2次/日。

（4）香菜（胡荽）凉拌吃，可放入少许生姜末。

5. 风热感冒

症状表现为发热较重，微恶风寒，头痛咽痛，或扁桃体肿痛，鼻塞流黄涕，咳嗽，咯出黄痰，口渴喜饮，苔薄白微黄，脉浮数。

（1）板蓝根冲剂冲服，1包/次，2次/日。

（2）金银花20g、菊花20g、甘草5g，煮水喝，2次/日。

（3）藿香10g、薄荷叶10g，煮水喝，2次/日。

（4）菊花20g、淡竹叶10g、滑石30g，煮水喝，2次/日。

Tips 掌握正确的调护与治疗方法，可有效缓解感冒症状，希望大家在流感季节，正确防治感冒。

10 口苦有哪些原因呢？

在日常生活中，很多人都会出现口苦的情况，有时还伴有口臭、腹胀、消瘦、乏力等症状，引起口苦的原因有很多，下面就来分析一下口苦的常见原因。

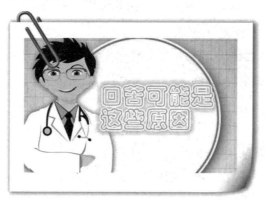

1. 口苦与肝密切相关

中医认为口苦与肝密切相关，"肝气热，则胆泄，口苦"。肝主疏泄，具有疏通气机，输布精血津液，分泌排泄胆汁，调理脾胃气机，调节情志等作用。因此，肝气的功能正常，才能使气机通畅，使机体正常运作。如果肝的功能出现异常，比如情志郁闷导致肝气郁结，疏泄失职，或肝阳上亢，火迫胆汁上逆于口，或肝气横逆犯胃，胆气上逆等均会出现口苦。

2. 导致口苦的直接原因

（1）不良生活习惯：饮食不规律，过量食用辛辣刺激食物，作息不规律，打呼噜，张口睡觉，吸烟酗酒等，这些不良生活习惯可能会导致口苦。

（2）精神压力大：现在很多人工作、学习压力大，容易郁闷烦躁，焦虑不安，睡眠质量差，很容易出现口苦。

（3）口腔疾病：有口腔炎症等疾病的人容易口苦，尤其是在早晨，例如牙周炎、龋齿、牙龈出血、口腔黏膜炎等疾病，常引起口苦，此时还常伴有口臭。

（4）肠胃问题：肠胃消化不良、胀气、胃食管反流等疾病也会引起口苦，许多长期在办公室坐着的人，都有可能出现胃肠功能下降，消化不良，或是嗜食辛辣，而导致胃有积热，从而引起口苦，还有可能伴有胃灼热的症状。

（5）肝胆疾病：口苦也可能是由于肝胆系统出现问题，例如慢性肝炎、胆囊炎、胆结石等。

（6）其他疾病：糖尿病、癌症患者甜味阈值升高，苦味阈值降低，自觉口苦，还有消化系统疾病、呼吸系统疾病、心脑血管系统疾病、肾脏疾病的人都有可能出现口苦。

（7）药物不良反应：使用某些药物后也可能出现口中发苦。

Tips　偶尔出现不严重的口苦可以通过自我调节的方法改善，例如喝一些菊花枸杞茶，注意饮食习惯的改善，多吃蔬菜水果，饮食清淡，多喝水；注意休息，不熬夜；适当运动，加速新陈代谢；学会正确的刷牙，保持口腔卫生等。若是严重长期的口苦可能提示患有某些疾病，建议及时就医诊查。

11 长期打鼾的危害有哪些？

经常听到这样一种说法："睡觉打呼噜是一个人睡得熟的表现。"人为什么会打鼾呢？打鼾真的是人熟睡的表现么？打鼾会不会对身体造成什么危害呢？

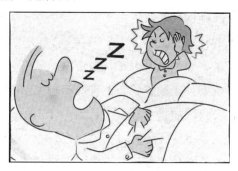

1. 人为什么会打鼾呢？

呼吸时，气流要从口、鼻进入，通过口腔、鼻腔、咽喉等部位进入气管、支气管和肺部，再从肺部由支气管到气管，最后由口鼻呼出。当气体在吸入或呼出时不顺畅，就可能发出声响，这就是我们所谓的打鼾。对于部分人来说可能是这些部位存在生理结构异常，但对于大部分人来说，睡眠过程中口腔、鼻腔、咽喉等部位软组织松弛塌陷，或增生、肥大、慢性炎症等都可能造成通气障碍。所以打鼾就是在你睡觉的时候气流不顺呼吸不畅。而鼻腔、咽喉、口腔、上呼吸道的慢性病变、过度疲劳、饮酒及其他疾病等都可加重打鼾。

2. 打鼾的危害

（1）引起高血糖、高血压

严重的打鼾会造成反复呼吸，让你呼吸之间的间隔延长。这种频发的气流停止再恢复过程损害血管壁，造成血管弹性下降，从而引起或加重高血压。通气障碍还会造成胰岛素抵抗，体内糖代谢紊乱，从而诱发糖尿病。

（2）诱发心肌梗死、脑梗死

严重打鼾会造成呼吸反复停止。让一段时间内血液中的氧气含量减少，引起全身组织细胞的缺氧。所以严重的打鼾导致血管痉挛，很容易堵塞心脏、大脑及肺部的血管，从而引起致命性的心肌梗死、脑梗死以及肺梗死的发生。

（3）影响人的智力

由于严重打鼾，氧气吸入困难，血液中的氧气含量下降，导致大脑等重要器官长期处于缺氧状态，进而影响大脑的功能及智力。

（4）影响自身睡眠质量

打鼾会干扰人的正常睡眠结构，造成睡眠过程中频繁地微觉醒。睡觉打鼾将会使人的睡眠质量下降，从而造成白天嗜睡、注意力不集中、身体疲惫、工作效率下降。

3. 打鼾如何防治？

防治方法（一切方法都是为了改善睡眠中的呼吸不畅）。

（1）尝试侧卧的睡姿，平卧会使舌头和软腭下坠，阻塞呼吸道引起打鼾，侧卧可能很快减轻和消除打鼾。

（2）戒酒，尤其是睡前4～5小时不要饮酒；喝酒和服用镇静药物都会使喉部咽部肌肉松弛，更容易导致打鼾。

（3）作息规律，养成良好的睡眠习惯，早睡早起；在劳累或熬夜后，睡眠会变得很深，这样咽部肌肉就更容易松弛，加重气道阻塞症状。

（4）保持鼻腔畅通。当鼻腔由于感冒或过敏等情况而阻塞时，呼吸气流就会变得很急，人就容易打鼾，此时可在睡前洗热水澡、使用通气鼻贴等。

（5）减肥。过于肥胖的人，由于颈部大量的肌肉及脂肪压迫，会让呼吸道坍塌，从而导致打鼾。因此，减肥有助于缓解打鼾症状。

Tips 打鼾是一种常见的亚健康状态或某些疾病的并发症状之一，轻微打鼾对身体无大碍，也很容易通过自身调节得到缓解和消除。但是严重的打鼾，甚至出现睡眠呼吸暂停综合征时要及时去医院进行检查，并在专业医生的指导下进行治疗。

12 幽门螺杆菌到底要紧吗?

经常有朋友拿着体检报告来咨询说：医生让我吹了几口气后说我有幽门螺杆菌感染，需要治疗，而我又没有什么特别不适的症状，这是什么疾病？到底要紧吗？

1. 什么是幽门螺杆菌?

幽门螺杆菌缩写为 Hp，是一种革兰阴性杆菌，螺旋形、微需氧、对生长条件要求十分苛刻，是目前所知能够在人胃中生存的唯一微生物种类。它与很多消化系统的疾病都有很大关系，幽门螺杆菌感染可引起胃炎、消化道溃疡、淋巴增生性胃淋巴瘤等，甚至胃癌的发生都与幽门螺杆菌有关。

2. 幽门螺杆菌的危害

（1）幽门螺杆菌作为胃炎、慢性咽炎、口腔溃疡等消化性溃疡、胃炎的主要原因，对于患有这些疾病的患者来说，如不根除幽门螺杆菌，这些疾病很难治愈，并且随着病情的加重，会逐渐破坏胃肠道壁层，甚至有引发癌变的可能。

（2）幽门螺杆菌的传染性很强，可通过手、食物、餐具、粪便等途径传染给他人，在水中可以存活较长时间。

（3）感染幽门螺杆菌后可能导致口气重，即口腔有异味，严重者有一种特殊的口腔异味，无论如何清洁，都无法去除。

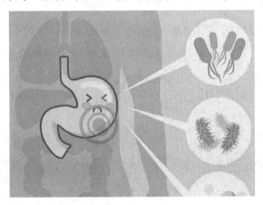

3. 如何防治幽门螺杆菌感染？

（1）避免群集性感染

预防幽门螺杆菌，应阻断幽门螺杆菌的传染途径，如集体用餐时采取分餐制、尽量避免使用公用碗筷、定期消毒碗筷餐具等。不要随意以口喂食婴幼儿，家里有人感染幽门螺杆菌时应该暂时采取分餐制，直至完全治愈。

（2）不宜生吃食物和喝生水

幽门螺杆菌可在自来水中存活 4～10 天，在河水中存活时间可长达 3 年。因此，不要喝生水，不要生吃食物。

（3）餐具器皿应定期消毒

餐具器皿要定期消毒，刮痕严重的餐具要淘汰。尤其体质较弱的小朋友和老人，应尽量使用高温杀菌的不锈钢餐具，做到"聚餐用公筷，用餐要消毒"。

（4）积极治疗

当发现自己或家庭成员感染了幽门螺杆菌时，应积极就医，在医生的指导下进行治疗，常规治疗方案为口服三联或四联药物，所谓"三联治疗方案"或"三联疗法"是指选用 1 种质子泵抑制剂或者枸橼酸铋加 2 种抗菌药连续服用 10～14 天，而"四联疗法"则是使用 1 种质子泵抑制剂＋枸橼酸铋＋2 种抗菌药。医生根据患者情况和各自用药习惯开出具体处方。90％的幽门螺杆菌感染者经过正规系统治疗后，体内的幽门螺杆菌往往能被完全消灭。

Tips 如果发现有口臭、腹胀、反酸、呕吐、食欲欠佳、大便不成形等现象，建议尽早来医院就诊，检查是否有幽门螺杆菌感染，当您有幽门螺杆菌感染时，建议您的家人一同检查。没有以上症状，但是接受过胃部手术、有过胃病或亲属中有过胃癌的人也建议进行幽门螺杆菌的检查。

13　流感与普通感冒的区别

感冒是一种常见疾病，人一生中要感冒多次，在季节交替时最容易感冒。感冒有普通感冒和流行性感冒之分。普通感冒症状较轻，适当休息可以自愈。流行性感冒病情较重，如不及时治疗，可能危及生命。

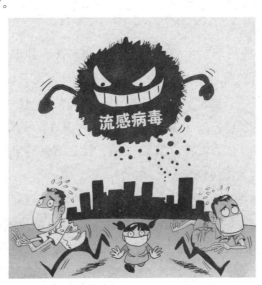

1. 两者之间有哪些不同呢?

(1) 普通感冒是上呼吸道受病毒感染,简称上感,是一种常见病,多呈自限性,但发生率较高。起病较急,潜伏期 1~3 天不等,因病毒种类不同而异,肠病毒潜伏期较短,腺病毒、呼吸道合胞病毒等潜伏期较长。主要表现为鼻部症状,如打喷嚏、鼻塞、流清水样鼻涕,也可表现为咳嗽、咽干、咽痒或灼热感,甚至鼻后滴漏感。2~3 天后鼻涕变稠,常伴咽痛、流泪、味觉减退、呼吸不畅、声嘶等。一般无发热及全身症状,或仅有低热、不适、轻度畏寒、头痛等。体查可见鼻腔黏膜充血、水肿、有分泌物,咽部轻度充血。当并发咽鼓管炎时可有听力减退等症状。当伴有脓性痰或严重的下呼吸道症状时提示合并鼻病毒以外的病毒感染或继发细菌性感染。如无并发症,5~7 天可痊愈。

(2) 流行性感冒(简称流感)是流感病毒引起的急性呼吸道感染,是一种传染性强、传播速度快的疾病。典型的临床症状是:急起高热、全身疼痛、显著乏力和轻度呼吸道症状。秋冬季是流感易发的时期,流感容易引起并发症,甚至导致死亡。由于流感病毒表面抗原的致病能力和患者个体免疫能力不同,其临床表现的严重程度也不同,流行性感冒有以下分型。

1) 单纯型流感:常突然起病,畏寒高热,体温可达 39℃~40℃,常有咽喉痛、鼻塞、咳嗽、流涕、颜面潮红、眼结膜外眦轻度充血等,多伴头痛、全身肌肉关节酸痛、乏力、食欲减退等全身症状。如无并发症,多于发病 3~4 天后体温逐渐下降,全身症状好转,但咳嗽、体力恢复常需 1~2 周。轻症流感与普通感冒相似,症状轻,2~3 天即可恢复。

2) 胃肠型流感:除发热外,主要表现为胃肠道症状,以呕吐、腹痛、腹泻为典型症状,儿童多于成人,2~3 天即可恢复。

3) 肺炎型流感:实质上就是流感病毒性肺炎,多见于老年人、儿童、原有心肺疾患的人群。主要表现为高热持续不退,剧烈咳嗽、咳血痰或脓性痰、呼吸急促、发绀，肺部可闻及湿啰音。胸片提示两肺有散在的絮状阴影。

4）中毒型流感：中枢神经系统损害明显、高热、休克、严重头痛、震颤、谵语，甚至昏迷，并可出现脑膜刺激症状等严重表现，病死率高。

2. 感冒期间的一般预防

（1）平日要注意锻炼身体，合理安排户外活动，外出时衣着要适宜，并随气候变化及时增减衣服。

（2）注意室内通风和光照，每天保持室内通风 2～3 次，每次通风 10 分钟以上。

（3）避免去人多拥挤及空气污浊的公共场所。

（4）注意个人卫生，勤洗手。

3. 感冒期间的自我调护

（1）摄入足够的水分（可加入适当的盐），以温水为宜。

（2）严禁生冷、高油脂、辛辣、过咸、过甜的食物，最好准备一些流质、半流质食物，如稀饭、粥、豆腐等，饮食要注意营养均衡，多食用水果和蔬菜。

（3）应穿宽松的衣物，有利于排汗和散热，在衣物、被褥等被汗浸湿后，要及时进行更换。

（4）出现高热时，可采用物理降温的手段，如用温水擦浴、酒精擦浴、在头部放置冰袋或湿毛巾等，在颈部、腋下等血管密集的地方放置冰袋，降温效果更佳。

Tips　目前为止还没有确切有效的抗病毒药物，普通感冒可自愈，流行感冒不容小觑，身体一旦出现高热等严重不适时，应及时就医，以免出现并发症，甚至危及生命。

14　血尿酸升高有哪些危害？

经常有朋友问我，体检发现血尿酸偏高，是不是会引起痛风？其实血尿酸升高不仅仅引起痛风，还可能引起身体其他病变。

血尿酸升高是身体代谢出现了异常，或者是肾脏的排泄功能下降，不能及时将尿酸排出体外所致。那么，血尿酸升高有哪些危害？又该怎么防治呢？

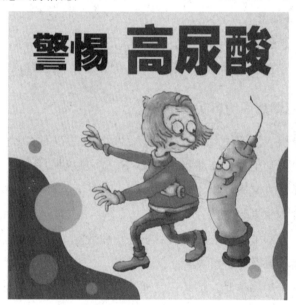

1. 血尿酸升高的危害

（1）痛风性关节炎

临床上仅有部分血尿酸升高的患者发生痛风。痛风会出现关节疼痛、红肿、发热，一般是中、小关节受累，一旦有过痛风的病史，就很容易复发。如果没有任何症状，仅仅血尿酸偏高，就是所谓的"无症状高尿酸血症"。因此，仅依据血尿酸水平既不能确诊痛风，也不能排除痛风。

（2）高血压和动脉粥样硬化

高血压和高尿酸存在一定的因果关系。高血压可导致肾功能下降，进而影响肾脏对尿酸的排泄，是尿酸增高的原因之一。长期的血尿酸高也会刺激血管壁，导致动脉粥样硬化斑块的形成。

（3）肾脏疾病

正常情况下，人体内约70％的尿酸经肾脏排出体外。因此，肾功能不全是血尿酸升高的危险因素，反之，尿酸结晶沉积也可加重肾功能损伤。血尿酸升高可导致急性尿酸性肾病和慢性尿酸性肾病，甚至引起肾衰竭。

（4）糖尿病

血尿酸升高会降低人体对葡萄糖的利用能力，影响胰岛素发挥正常作用，导致血糖升高。

2. 血尿酸升高的防治方法

（1）严格戒酒

白酒，尤其是啤酒，都是痛风患者之大忌，容易诱发痛风，葡萄酒亦不宜喝。

（2）适当多喝水

如果血尿酸偏高，宜适当多喝水。正常成年人一般应每日饮水2000mL左右，以增加尿酸排泄。不宜喝甜饮料，如汽水或加了甜味剂的果汁。

（3）避免进食高嘌呤食物

1）不吃：动物内脏（脑、肝、肾、心等），浓肉汤，浓鸡汤，浓鱼汤，沙丁鱼，鲭鱼，黄鳝，鲇鱼，鱼子，豆类及发酵食物等。

2）少吃：猪肉、牛肉、鸡肉、鸭肉、鲫鱼、鲤鱼等蛋白质含量高的肉类，其嘌呤含量较高，建议少吃。

（4）多食有助嘌呤排泄的食物

钾元素能帮助人体将尿酸排出，可多食富含钾元素的食品，如香蕉、西蓝花、哈密瓜等。此外，鲜奶可以多食用，但酸奶的嘌呤过高，不宜食用。

（5）坚持运动，控制体重

每天坚持中等强度的体育锻炼（快走、慢跑、游泳）30 分钟以上。但不宜剧烈运动，剧烈运动会产生大量乳酸，从而抑制尿酸的排泄、诱发痛风。适当控制体重，将体重控制在标准范围内。

（6）药物治疗

来源于食物的外源性嘌呤只占体内尿酸来源的 20%，也就是说，控制饮食大概只能使尿酸水平下降 20%。所以，血尿酸升高的患者，单纯控制饮食虽然可以降低血尿酸浓度，却不能完全纠正血尿酸升高状态。

当血尿酸高于 $535\mu mol/L$ 或合并有心血管疾病时，需按医嘱服用降尿酸药物。

对血尿酸为 $420\sim475\mu mol/L$ 的无症状高尿酸血症者，可暂时不服药，但需要改变生活方式来降低血尿酸。

Tips 随着人们生活水平的不断提高，血尿酸升高的人群在不断增加。其中重要的原因是不良的生活习惯。因此，要想有好的身体，要想杜绝血尿酸升高，必须养成良好的生活习惯。总的来说，饮食以"粗茶淡饭"为宜。经常地身体锻炼也很重要。一旦出现血尿酸升高，要及时向医生咨询，寻求医生的专业指导。

15 慢性咽喉炎惹烦恼， 自我防治有妙招

季节变更交替之际，由于气候变化快，温差大，易引起许多慢性疾病复发或加重，慢性咽喉炎就是其中之一。慢性咽喉炎长期不

愈反复发作，不仅可引起声音嘶哑，还可引起声带息肉、声带结节，甚至诱发癌变。

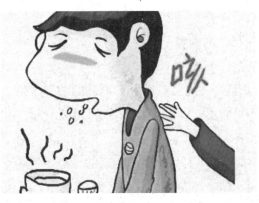

1. 何谓慢性咽喉炎？

慢性咽喉炎是指咽喉黏膜、黏膜下及附近淋巴组织的慢性弥漫性炎症。一般病程较长，反复发作，给患者带来很多烦恼，影响患者生活质量。其主要临床表现有咽喉部不适，干咳，刷牙时恶心，咽喉部有异物感或轻微疼痛，吐白黏痰，甚则声音嘶哑。

2. 慢性咽喉炎简易治法

（1）美味食疗法

1）银耳西红柿羹：取银耳 50g，西红柿 1 个，冰糖适量。银耳洗净泡开，放入砂锅熬至黏稠，加入西红柿，煮开后加入冰糖调味。每日 1～2 次，连服 5～10 日。适合慢性咽喉炎热毒较甚者。

2）白萝卜炖青果：白萝卜 250g，青果 5 个。将白萝卜洗净，切片，青果打碎，加水 1 碗煮熟即可。每日 1 碗，连服 10～15 日。适合慢性咽喉炎肺热伤阴者。

3）川贝梨糖饮：取川贝母 6g、梨 100g、冰糖 20g。川贝母洗净，梨削皮去核，加水 200mL，用小火蒸熟，放入冰糖。1 日内分 3 次服完，连服 2～3 日。适合慢性咽喉炎燥热伤肺者。而外感风寒、痰湿较甚者，不宜食用。

（2）中药茶饮

1）阴虚火旺型：主要表现为咽喉部不适，干疼，干咳少痰，时有痰中带血，多言后症状加重，有异物感，午后加重。可取麦冬、玄参、菊花、木蝴蝶、甘草各适量，加胖大海2枚，冰糖2块，用开水冲泡代茶饮。

2）热毒炽盛型：主要表现为咽喉部红肿疼痛较剧，吞咽困难，痰多而黄，不易咯出，口干较甚。可取金银花15g、生甘草3g、山豆根10g，水煎后代茶饮。

3）燥伤津液型：主要表现为咽喉部干痒不适，干咳无痰，渴喜饮水，大便干结。可单用罗汉果，将其洗净，加入开水冲泡即可。长期食用，可生津润燥利咽。但本品性凉，脾胃虚寒者慎服。

（3）中药雾化：雾化可使药物直接到达咽喉部位，组织直接吸收，局部药物浓度高，且雾化本身的湿润效果，同时对咽喉部黏膜起到保护作用。患者在家中可采取简易装置进行中药雾化：胖大海、橄榄、黄芩、金银花、罗汉果、板蓝根等中药中任意选取2～3味，每味药物剂量各10～20g，水煎后，置于杯中，用嘴吸入药物水蒸气，深吸气，使药物到达咽喉深处。使用该法时需注意避免烫伤。

（4）穴位外敷法：取伤湿止痛膏1张，外贴于天突穴（天突穴位置：位于颈部，在前正中线上，胸骨上窝中央），每日换药1次，连续7～10日。

（5）常用中成药：黄氏响声丸、清咽滴丸、慢咽舒宁、铁笛润喉丸（本品为湖南中医药大学第一附属医院自制药，临床疗效佳）等，成药服用方便，效果较好，故临床上使用较多。

3. 慢性咽喉炎的预防

（1）注意休息，避免熬夜，保持良好、有规律的作息习惯。

（2）忌烟酒，忌辛辣，少食过冷过热、油炸煎炒食物。

（3）尽量避免处于空气不流通、粉尘多、空气污浊等不良的环境中。

（4）及时治疗与慢性咽喉炎相关的疾病，如感冒、慢性扁桃体炎、慢性胃炎、反流性食管炎、鼻炎、鼻窦炎等。

　　Tips　慢性咽喉炎是一种咽喉部慢性炎症性疾病，反复发作，难以痊愈，无论中医或西医的治疗方法都难以在短时间内将其治愈。关键在于患者自我预防与调养。特别是良好的生活饮食习惯，尤为重要。以上所列举的一些防治方法，只限于病情较轻的慢性咽喉炎，如果出现病情加重或转为急性，则应及时前往医院就医。

16　尿结石如何防治?

　　尿结石是泌尿系统结石的简称，是常见的泌尿外科疾病之一。其主要表现为突发腰腹部疼痛，多为绞痛，阵发性加重，并向下腹、会阴部放射，或伴有尿频、尿急、尿痛、尿血、恶心、呕吐等症状。如不及时治疗可引起肾积水、输尿管扩张、肾功能不全、无尿等并发症。怎样防治尿结石呢?

1. 饮食预防

　　(1) 少食含钙高的食物：如牛奶、奶酪、鸡蛋、豆制品、海带、紫菜、虾皮、芝麻、山楂、海鱼、菠菜、卷心菜、甜菜、苋菜等。

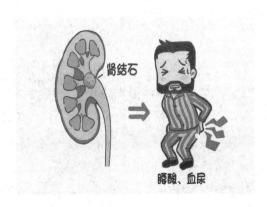

（2）多食富含维生素 A 的食物：如胡萝卜、绿花椰菜、南瓜、牛肝等，因为维生素 A 是维持尿道内膜健康所必要的物质，它有预防感染和结石的作用。

2. 适量多饮水

饮水可以增加尿量，稀释尿液，即使已形成细小结石，通过饮水也可以经尿液冲刷排出。

3. 及时治疗尿路感染

尿路感染是尿结石形成的主要局部因素，因此，应及时治疗各种尿路感染，防止结石发生。

4. 增加运动量

平时要注意适当增加运动量：如跑步、跳跃、跳绳、上下楼梯等，这些运动方式有利于结石移动并排出体外。

5. 谨慎接受尿路有创检查和治疗

尿路的任何有创检查和治疗都有可能成为结石形成的诱因。因此，不是万不得已，不要轻易行尿路有创检查和诊疗。

6. 常见食疗方

（1）玉米须炖蚌肉

组成：玉米须 100g，蚌肉 200g。用法：玉米须用水洗净，入纱布袋中，扎紧口，蚌肉洗净，切成薄片，与药袋一同入砂锅中，加葱、姜、料酒，添入适量清水，大火烧开，小火煮至蚌肉熟烂，拣出葱、姜、药袋，加精盐、味精、胡椒粉、麻油等调味品拌匀，用以佐餐。作用：清热利尿；适用于膀胱湿热不清，尿道或膀胱结石，对胆道结石也有一定作用。

（2）冰糖桃仁散

组成：冰糖 120g，核桃仁（油炸）120g。用法：核桃仁研成细粉，冰糖捣碎为细末，每次各取 30g，温开水送服，日服 4 次。作用：补肾益气，缓急止痛；适用于肾结石之轻症，肾气亏虚，经常腰酸微痛者。

（3）青小豆粥

组成：青小豆 50g，小麦 50g，通草 5g。用法：通草洗净，水煎，去渣取汁，入麦、豆，煮成粥，随意服食。作用：利水通淋；适用于下焦湿热，小便不利，涩痛的结石。

Tips 泌尿系结石的预防很重要，合理的饮食，适量多饮水，多做跳跃运动对预防泌尿系结石至关重要，一旦出现腰腹不适或疼痛，或小便异常等情况，应及时去医院就诊。细小结石通过保守治疗可以从体内排出，较大结石则需要手术治疗，具体的手术治疗方案应听从医生的建议。

17 头晕查因 "八宗罪"

头晕是一种常见的临床症状，引起头晕的原因有很多，只有明确头晕的病因，才能选择合适的防治方法。那么引起头晕的常见原因有哪些呢？

1. 脑动脉硬化

脑动脉硬化，脑血管内径变小，脑内血流减少，导致脑供血、供氧不足，可引起头晕。此类头晕常伴有失眠、情绪不稳、记忆力减退等表现，严重者可伴有轻微瘫痪、言语障碍等表现。

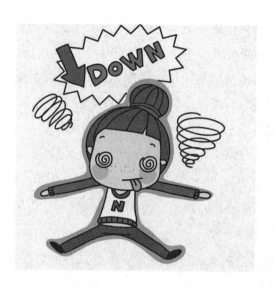

2. 颈椎病

长期伏案工作或睡姿不正确，容易引起颈椎骨质增生、颈椎变形、颈部椎间盘突出、颈部肌肉痉挛等，挤压颈椎动脉，使大脑供血不足，导致头晕。此类头晕的患者常伴有颈部发紧、活动受限，手指发麻、发凉等症状。

3. 心脏病

心脏疾病如冠心病，也可以引起头晕。患者早期可能并无胸闷、心悸、气短等症状，只是感觉头痛、头晕、四肢无力、注意力不集中等。另外，阵发性心动过速、心房纤颤、心室纤颤等疾病也可导致急性脑缺血，主要表现为头晕、眼花、胃部不适、晕厥等。

4. 耳部疾病

耳部疾病如梅尼埃病、前庭神经炎，因前庭神经、迷路功能障碍，导致机体对空间关系的定向感觉障碍或平衡感觉障碍，进而引起头晕。患者主要表现为持续的眩晕、恶心、呕吐、步态不稳，偶可伴有耳聋、耳鸣。

5. 血液病

高脂血症、血小板增多症等疾病均可使血黏度增高、血流缓慢，造成脑部供血不足引起头晕。若患者头晕的同时还伴有面色苍白、口唇爪甲色白的表现，则应考虑贫血的可能。

6. 血管病变

血管病变也可以引起头晕，常因情绪紧张、疼痛、恐惧、出血、天气闷热、疲劳、饥饿、失眠等而诱发血管痉挛，脑动脉供血不足而引起头晕。患者多表现为头晕、恶心、上腹不适、面色苍白、出冷汗等自主神经功能紊乱的症状。

7. 血压异常

血压过高和过低均可引起头晕。高血压所致头晕多因血压增高，血管压力增大，脑动脉搏动增强，进而对脑组织形成冲击和振荡，引起头晕。低血压所致头晕，则因血压降低，脑动脉供血不足所致，低血压头晕多见于体质瘦弱的人群，常伴有乏力、视物模糊、心悸等症状。

8. 其他原因

服用某些药物也可产生头晕的不良反应，如镇静安神药、抗过敏药等容易产生中枢神经系统抑制而引起头晕；降压药或降糖药使用不当，血压或血糖突然大幅下降，脑供血、供能相对不足，也容易引起头晕。

Tips 头晕作为一种常见的临床症状，可发生于多种疾病中，甚至一些极度危险的疾病，如心室纤颤等。这里要提醒大家，若感到头晕不适，切不可掉以轻心，应及时前往医院就诊并做相关检查，找到引起头晕的原因，再进行针对性防治。

18 睡眠不足的原因有哪些?

"哎,我昨晚没睡好!"这句话如同小孩子常说的"肚子疼",为自己蜡黄的脸孔、青黑的眼圈以及那些用多少粉底液都盖不住的痘痘找到个好借口。很多人每晚花费大量的时间"数羊",辗转反侧,对着枕头长吁短叹却仍旧无法入睡。

俗语云:睡眠是金。没错,睡眠是人体的充电器、是最好的"滋补品"、是抵御疾病的"重要防线"。

然而,据调查显示,我国有40%的人存在睡眠障碍,急剧上升的失眠症不仅影响人的身心健康,也可能会引发许多社会问题。例如因失眠或失眠导致精神抑郁患者的自杀率、犯罪率逐年上升。那么究竟是什么原因导致失眠呢? 影响睡眠的因素主要有如下几种。

1. 心理因素

因生活、工作中的各种压力和矛盾造成的焦虑、抑郁、紧张、激动、愤怒或思虑过多均可引起失眠。同时过于兴奋或高兴也可引起失眠。

2. 生理因素

胃不和则卧不安,过于饥饿、过于饱胀均会导致难以入睡。此外,过度劳累、环境的改变如乘坐车、船、飞机时因睡眠环境的变化,会使人产生生理上的反应,从而导致睡眠障碍。

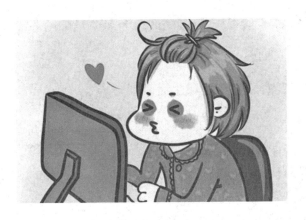

3. 药物因素

药物滥用、药物依赖及戒断症状等均可引起失眠，常见的药物如兴奋剂、镇静剂、甲状腺素等。

4. 疾病因素

当身体患有以下疾病时也能影响睡眠。

（1）循环系统疾病：心力衰竭、心绞痛、高血压、动脉硬化等都可以引起睡眠障碍，导致失眠。

（2）神经系统疾病：脑外伤、松果体瘤、脑血管疾病（脑出血、脑梗死）、帕金森病、老年痴呆、癫痫、偏头痛等都可以诱发失眠。

（3）呼吸系统疾病：慢性支气管炎、慢性阻塞性肺疾病、肺气肿、哮喘、咳嗽等都可以诱发失眠。

（4）泌尿系统疾病：慢性肾衰竭、尿毒症可以因毒素在体内蓄积，不可逆地损伤中枢神经细胞及使机体代谢紊乱。泌尿系疾病引起的尿频，也可干扰睡眠，诱发失眠。

（5）消化系统疾病：溃疡病、肠炎、痢疾等造成腹痛、胃灼热、恶心、呕吐、腹泻及发热等症状，也明显干扰正常睡眠。

（6）内分泌疾病，如甲状腺功能亢进、甲状腺功能减退、低血糖症、围绝经期综合征等也会导致睡眠障碍。

（7）此外还有因过敏性疾病引起的皮肤瘙痒、鼻塞等以及骨骼、肌肉、关节的炎症、骨折引起的疼痛，是临床上常见的疾病，也可引起睡眠障碍。

5. 不良的居住环境和生活习惯

（1）不良的居住环境：住房拥挤，卧具不舒适，空气污染，噪声或强光的刺激，气温的过冷或者过热，蚊虫的侵扰等都会影响睡眠而出现失眠。

（2）不良的生活习惯：体育运动有助于睡眠，但是睡前两小时内做剧烈运动可能会导致失眠；咖啡、茶、酒精、烟等对人体具有兴奋作用导致难以入睡；睡前看电视或者玩电脑会使大脑兴奋，影响睡眠；作息不规律，如白天睡觉过多、日夜颠倒等均会导致睡眠障碍。

Tips　睡眠是人体的自然反应，困了就想睡觉，不要人为地去控制它，越是想让自己睡，反而越发胡思乱想。采取顺其自然的态度，也许反倒能自然而然地入睡。如果感到脑子特别清醒毫无睡意，那么就干脆起床，做一些放松身心的活动，如看看书、听听音乐、与家人或朋友聊聊天等，还可以用热水泡一下脚。直到感到有些倦意时，再关灯上床。但切忌接触让情绪激动的事物，如激烈运动、大喜大悲。另外，辣椒、大蒜、浓茶、咖啡、酒等对中枢神经系统具有明显的兴奋作用，睡前不宜饮用。

19　老年人容易便秘怎么办？

随着生活质量和医疗水平的日益提高，人们越来越长寿，人口老龄化的趋势日渐突出，老年人会经常出现一些身体上的不适，便秘就是许多老年人都十分头痛的问题之一。

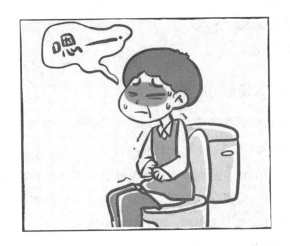

1. 哪些原因易引起老年人便秘?

（1）生理因素：老年人生理机能下降，各种消化酶分泌减少、与排便相关的肌肉松弛无力，肠反射减弱，蠕动减慢，大便长时间停留在肠道，水分吸收过多，大便容易干结而发生便秘。

（2）饮食因素：随着老年人牙齿缺失和咀嚼能力减弱，往往平时的饮食偏于精细，食物纤维素含量少，导致食物残渣减少，大便量也随之减少，不能有效刺激肠道蠕动，易引起便秘。

（3）运动量减少：随着年龄的增长，老年人活动量逐渐减少，甚至不怎么喜欢运动；部分老年人基础疾病较多（如冠心病，腰、颈椎病，脑梗死等），导致日常活动明显受限，更有甚者无法下地活动，使得肠蠕动减弱，引起便秘。

（4）疾病影响：老年人大多伴有多种慢性病，导致内分泌紊乱和神经系统功能失调导致无力排便或排便恐惧，有意抑制排便，久而久之诱发便秘；另外腹腔肠道的肿瘤也可能引起便秘。

（5）药物影响：老年人常因一些疾病，需要长期服药，例如高血压类的药物中有利尿剂成分，长期使用会引起排便障碍；再比如钙离子拮抗剂、抗抑郁类药物也会抑制肠道的蠕动，诱发和加剧便秘；再者长期滥用泻药，导致直肠压力感受器的敏感性下降，抑制排便反射，引起便秘。

（6）精神因素：抑郁、焦虑、强迫观念及行为等心理障碍也可以导致功能性便秘。

2. 老年人便秘的防治

（1）养成良好的排便习惯：每天定时排便，建议多采取坐位排便的姿势，不宜用蹲式，站起时要缓慢。

（2）合理的饮食搭配：增加日常饮食的多样性，多吃富含维生素的新鲜蔬菜、瓜果（如香蕉）及富含粗纤维的粗粮等，增加胃肠的蠕动，并鼓励老人多喝水，如果没有糖尿病，建议老年人可每天喝一小杯蜂蜜水。

（3）适当运动：老年人宜进行适当的有氧运动，如散步、打太极拳等；并每日坚持做肛门舒缩运动，加强排便相关肌肉的锻炼。

（4）自我按摩：从右侧往左侧，围绕肚脐周围做顺时针揉腹动作，可在一定程度上刺激肠道蠕动，促进排便。

（5）规范用药：在医生的指导下规范服用相关药物。

（6）心理调整：保持健康的心理状态，及时消除焦虑、紧张、恐惧等心理，平时多和家人沟通，对于缓解便秘亦有帮助。

Tips　俗话说"家有一老如有一宝"，家中老年人既是健康生活的榜样，更是家庭和谐幸福的标志。而老年人便秘是一个常见症状，引起老年人便秘的原因很多，一旦出现长期便秘，应当及时去医院就诊，查出原因，在医生的指导下进行有针对性的处理。

20　节假日吃坏肚子有妙招

每逢节假日期间，大家都会相互串门、聚会，可谓是"应接不暇"。当然，随之而来的就是各种"吃"啊，"喝"呀！此时，不少人会因为吃得太饱、太好、太杂而出现胃肠不适，下面教大家几个小妙招来应对这些不适。

1. 腹胀

由于吃得多，运动少，饮食没有节制，或吃了难以消化的食物，很容易出现腹胀。

妙招：

（1）减少食量，特别是少吃难以消化的食物，如花生、蚕豆、红薯等。

（2）围绕肚脐顺时针轻揉 5～10 分钟/次，每日 2～3 次。

（3）橘子或橙子榨汁 100～200mL 口服，每日 1～2 次。

（4）山楂片 30～50g 煮水喝，每日 1～2 次。

2. 腹泻

多因吃了变质、不洁或寒凉的食物，再加上熬夜、受寒等所致。

妙招：

（1）多喝温热淡盐水。

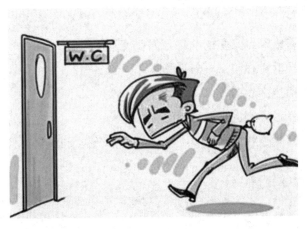

（2）艾条温和灸神阙、天枢、足三里等穴，每穴灸 5～10 分

钟，至皮肤出现红晕发热（神阙穴即肚脐；天枢穴位于肚脐左右两侧三指宽处；足三里穴位于膝盖骨外侧下方凹陷往下约四指宽处）。

（3）将白胡椒粉加热敷于肚脐眼上。

（4）口服藿香正气水 10mL，每日 2 次。

（5）苹果榨汁 100～200mL 口服，每日 2～3 次。

3. 胃痛

暴饮暴食，过食油腻、辛辣刺激食物，饮酒过量，再加上熬夜和情绪激动，刺激胃肠，导致胃痛的发生。

妙招：

（1）饮食清淡，少食刺激性食物，可进食少许白米粥。

（2）喝一杯温热的牛奶可保护胃黏膜。

（3）可口服保和丸 10g，每日 2 次。

（4）若疼痛程度较重且不缓解，则需立即前往医院就诊，以免延误病情。

4. 便秘

油炸煎炒食品、肉类食物吃得太多，或纤维素类食物吃得较少，再加上缺乏运动，导致便秘的发生。

妙招：

（1）多吃纤维素多的蔬菜，如韭菜、芹菜等。

（2）顺时针揉腹 10～15 分钟，每日 2～3 次。

（3）适当多饮温开水。

（4）血糖不高的患者可饮蜂蜜水。

（5）严重便秘的人，可在医生的指导下服用麻子仁丸。

5. 食欲下降

暴饮暴食或饮食不规律常导致脾胃受损，运化功能失调，出现消化不良，食欲下降。

妙招：

（1）减少食物摄入，减轻胃肠负担。

（2）吃清淡、易消化的食物。

（3）定时进餐。

（4）可用山楂泡水或喝酸奶。

Tips 当"小麻烦"出现时，我们可用小妙招积极应对；若症状严重不缓解时，可在专业医生的指导下服用药物；但当出现餐后疼痛剧烈、发热、恶心、呕吐，甚至呕咖啡色食物或大便呈黑色时，则需提高警惕，可能存在急性胰腺炎或上消化道出血的风险，必须立即前往医院诊治。当然，除了积极应对之外，最重要的还是需要预防。

21 秋天鼻子干、咽喉不适怎么办?

许多朋友都会有这样的困扰，每年一进入秋季，就会出现鼻子干燥、口干舌燥、咽喉不适等症状，甚至出现干咳，鼻子出血等症状。这是为什么呢？是不是有什么疾病呢？

其实这是秋季很普遍的现象，只是不同的人，症状有轻重而已。

中医认为秋季燥邪盛行，燥邪最易伤肺，而肺开窍于鼻，鼻、咽部为肺与外界进行气体交换之门户，所以燥邪首先侵犯的是人的鼻、口、咽喉。燥邪属性干燥，因此鼻咽部会出现干燥不适，甚至出现干咳、鼻出血等症状。

那么如何防治秋燥呢？

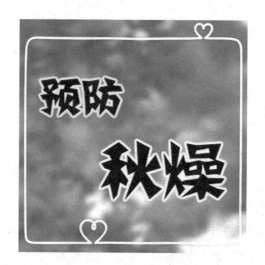

1. 局部治疗

（1）甘油擦鼻：如果感觉鼻腔内过于干燥时，可以用棉签蘸少许甘油轻轻地擦在鼻黏膜上，如果没有甘油，也可以用植物油（如芝麻油、橄榄油）擦鼻腔。

（2）淡盐水洗鼻：如果鼻子干涩难受，也可用生理盐水冲洗鼻腔。冲洗的方式可用大型注射器或专用鼻腔冲洗器，冲洗时要用医用生理盐水，不能自行调配。

（3）吸入雾化湿气：倒上一大杯开水，将鼻子靠近杯口做深呼吸，让雾化水蒸气熏鼻腔，保持 5~10 分钟，每日 1~2 次。注意勿烫伤。

（4）使用加湿器：将房间内放置一台加湿器，保持室内空气湿度，一般调整室内湿度在 50%~70% 之间。

2. 食物调理

（1）多吃滋润生津之品：可以多食用莲藕、白茅根、柿子、甘蔗、梨子、荸荠等有滋阴凉血润燥作用的水果蔬菜。

（2）适当多喝水：适当多喝水可增加体内水分，可在一定程度上改善鼻腔血液循环，减轻鼻子干燥症状。

（3）自制药膳——五汁饮："五汁饮"是缓解秋燥的古方，出自清代名医吴鞠通的《温病条辨》，该方由梨、芦根、荸荠、藕、麦冬组成。具体做法是：取梨 100g，荸荠 50g，鲜芦根 60g，鲜藕 100g，洗净去皮后切碎；麦冬 10g，开水浸上 1 小时，洗净后切碎；然后将 5 种材料混合榨汁饮用。五汁饮以鲜品为佳，方中芦根、麦冬若没有鲜品，可以用开水浸泡或煎煮后取汁。

（4）简单中药治疗：当鼻子干燥咽喉不适感加重时，可以到药店购买菊花 15~20g，桑叶 10g，石斛 15~20g 共煎水服，每日 1~2 次。

3. 鼻部按摩

（1）点按迎香穴：迎香穴位于鼻翼两侧，通过局部按摩此穴，可以促进血液循环。以两手中指或食指点按迎香穴 2~3 分钟。每日 1~2 次。

（2）揉印堂穴：用拇指、食指或中指的指腹点按印堂穴（在两眉中间）2~3 分钟，每日 1~2 次。按摩此穴位有疏散风热、通利鼻窍的作用。

Tips 秋季鼻干咽痒是很常见的不适表现，通过以上方法大多能有效缓解，切忌用手或异物挖鼻孔，或用不科学的方法处理，以免引起鼻部感染而变生其他疾病。

22 手脚冰凉是怎么回事？

有人总是感觉一年四季手足发凉甚至冰冷，到了冬季特别明显。这到底是怎么回事呢？都是阳虚导致的吗？其实不尽然。除了阳虚可以引起手足发凉，还有其他原因也可以引起手足发凉。

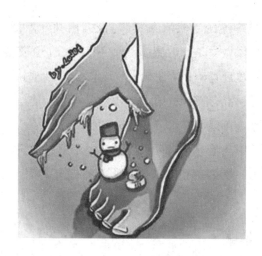

1. 阳虚

中医认为肾主一身之阳气，肾中阳气分于五脏六腑，人体才得以温煦。中医讲脾主四肢，四肢的气血津液供应皆有赖于脾，同时脾之阳气也可温煦四肢。因此，脾肾阳虚是造成四肢冰冷的一大原因，此类人常可见畏寒怕冷，食后腹胀，大便时干时稀或晨起稍有泄泻等症状。

轻度阳气不足可先自行进行饮食及日常活动的调理，日常可选用党参、山药、茯苓、白扁豆、白术等煎煮服用。也可自行用艾条熏灸足三里、三阴交、神阙等穴位温暖振奋阳气，以及温水泡脚。

若是出现腹满时痛、食不下、经常腹泻等症状，或是恶寒蜷卧，是阳气不足之重症，需及时就医。

2. 气血亏虚

气血运行通畅可以促进阳气的布散与温煦。若是人体气血亏虚，则运行无力，阳气的布散就受到了阻碍，那么远离中心的四肢就会出现发凉，且伴有易于疲劳、面色少华等症状。

轻度的气血亏虚可以通过加强饮食及休息来恢复，还可以通过温水泡脚改善，平时可选用当归、阿胶、党参、黄芪等滋补气血之物进行调补。

若出现唇面色白或面色萎黄，疲软无力，动则气促汗出等症状，是气血亏虚之重症，需及时就诊。

3. 肝气郁结

气的运行通畅是阳气通达的前提条件，若肝气郁结，气机阻滞，则阳气不得通达，阳气内郁则手脚冰凉，且常有情绪烦躁易怒、时常叹气等症状。

肝气郁结多来自于日常生活中的烦恼及压力，故而自行排解是首要的。适当的运动、情绪发泄有助于肝气的条达。可以用温水泡脚，也可用青皮、陈皮、枳实、佛手等疏肝理气之物煎水服。

若是出现胁肋疼痛、小腹疼痛、暴躁易怒等症状，是肝气郁滞较重的表现，需及时诊治。若长期存在心理问题，应于专科进行系统诊疗，切勿因他人眼光而畏缩。

4. 寒邪凝滞

寒邪本就可致人体不温，寒邪阻滞经络不仅可以引起局部的手脚冰凉，还可能导致全身的畏寒怕冷。寒邪凝滞所致的畏寒，仅见于寒冷条件下，与阳虚不同，平素并无发凉。

轻度寒邪凝滞所致的手脚冰凉，可自行使用艾灸温煦局部，或是用温水泡脚，或是服用一些姜汤、黑茶等温品，寒冷天气注意保暖。

若是出现寒冷腹痛、腹泻呕吐等症状，应及时医治。

Tips 手脚发凉并非是一种疾病，但很大程度影响了平时的工作学习生活，导致手脚发凉的原因较多，但是不可胡乱温补，应分情况处理，不过各种情况导致手足发冷，都可以通过用温水或加入少许生姜、花椒泡脚调理，泡脚既可以温阳散寒，又可以促进气血运行，若是效果不好，及时诊治才是上策。

23　疲劳可能是某些疾病的信号

在日常生活中，我们有时会感到疲劳，浑身乏力。疲劳既是健康人所表现出来的正常生理现象，但也可能是某些疾病的早期预警信号。一般人很难自我进行准确判断，下面给大家介绍疲劳的常见原因及判断方法。

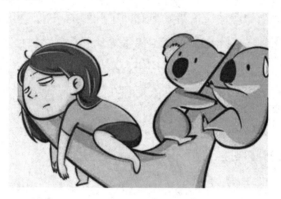

1. 生理性疲劳

生理性疲劳是指人的身体过度劳累、高强度运动、体力透支、长时间精神紧张、睡眠不够等所表现出来的疲乏无力、困倦、精神不振等正常生理现象。例如：

（1）高强度运动后（跑步、打球等）。

（2）参加竞技比赛、考试前后。

（3）值夜班。

（4）睡眠时间不足、失眠等。

（5）女性月经期等。

2. 病理性疲劳

病理性疲劳是指身体受到某种疾病的侵犯时，所表现出来疲倦乏力的病理现象。例如：

（1）循环系统疾病：低血压、心包炎、心肌炎、冠心病、高血压、动脉粥样硬化、心肌梗死、心力衰竭等。

（2）呼吸系统疾病：呼吸暂停综合征、肺结核、重症肺炎、肺癌、呼吸衰竭等。

（3）消化系统疾病：上消化道出血、下消化道出血、急性胰腺炎、肝炎、肝硬化、肝癌、肝衰竭等。

（4）泌尿系统疾病：肾炎、肾癌、肾衰竭等。

（5）神经系统疾病：神经衰弱症、脑炎、重症肌无力等。

（6）内分泌系统疾病：甲亢、甲减、糖尿病等。

（7）血液系统疾病：贫血、白血病、紫癜等。

（8）其他：失眠症、慢性疲劳综合征、休克、中毒、低钾血症、恶性肿瘤等。

3. 如何尽早诊断病理性疲劳？

一旦出现不明原因的长时间的疲劳感，应尽快前往医院做相关检查：

（1）血、尿、大便常规：排除有无贫血、血液系统、肾病、消化系统等疾病。

（2）生化检查：肝肾功能、电解质、血糖、糖化血红蛋白、乙肝两对半、心肌酶、B型尿钠肽、甲状腺功能全套等，排除有无肝肾功能损伤、血糖异常、甲状腺功能异常等情况。

（3）心电图：评估有无心律失常、心肌缺血、心肌梗死等心脏功能异常情况。

（4）彩超：腹部各脏器、心脏、甲状腺彩超，评估其功能是否存在异常。

（5）X线、CT、MRI：排除有无结核、神经系统的损伤、全身的肿瘤等。

（6）脑电图、肌电图：排除脑、肌肉疲劳症。

Tips 疲劳感是十分常见的一种身体表现，也最容易让人们忽视。所以当我们出现疲劳感后，休息了一段时间仍发现自身的疲劳感未得到缓解，反而出现加重的情况，并找不到原因时，应及时前往医院就诊，有针对性地做相关检查，及时发现身体的异常情况并进行有效干预，以免耽误病情，酿成严重后果。

24 观察小便，了解健康

大家一般都认为，小便是人体排出的"垃圾"，其实不然，它也是判断身体健康状况的"晴雨表"。当我们的身体出现某些病变时，小便也会发生相应的变化。

1. 小便的颜色

（1）正常小便颜色

正常的小便应该是淡黄、透亮的，不会有沉淀、浑浊的现象。但很多因素都会影响尿液的颜色，比如饮水量、体温的变化以及食物、药物的影响。喝水多或者冬天汗少尿多时，小便色清；喝水少、出汗多或者夏季汗多尿少时，小便色黄，以上这些情况都是正常的。

（2）异常小便颜色

1）呈红色：说明尿中可能存在超量的红细胞，也称"血尿"，多是由肾病、结石、前列腺炎、膀胱肿瘤等引起。如果出现剧烈的腰痛，同时伴有血尿，多半是结石引起，如肾结石、输尿管结石等，如果反复出现红色尿液，没有痛感，则考虑膀胱肿瘤可能。

2）呈酱油色：是由于尿中红细胞被大量破坏所致，也可能是急性肾炎、急性黄疸型肝炎及溶血性黄疸等。

3）呈白色：好像牛奶一样，有时混有白色凝块或血液，说明尿中有乳糜，多因丝虫病或肾、淋巴管堵塞所致。

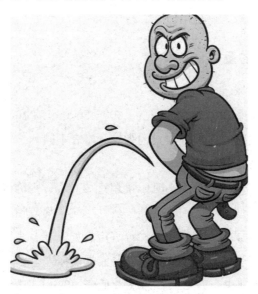

4）尿液发黄：黄连素、维生素 B 等药物会引起尿液变黄。但如果没有吃药，尿色很黄且持续半个月以上，就要提高警惕。尿色太黄，往往预示着肝胆疾病，如肝炎、胆结石、胆道阻塞、梗阻性黄疸、溶血等疾病。

5）尿液中有较多泡沫：尿液含有一些有机物质（葡萄糖）和无机物质（矿物盐），使尿液张力改变而出现一些泡沫。正常情况下，尿液形成气泡较少。当小便中出现较多泡沫时，往往可能提示着肝肾疾病、糖尿病、膀胱疾病、泌尿系统感染等。

2. 小便的气味

（1）小便若长时间放置，尿素可分解出氨臭味。

（2）若新鲜的尿液即出现氨味，多见于慢性膀胱炎、尿潴留。

（3）小便带有蒜臭味，多见于有机磷中毒。

（4）小便呈烂苹果味，多见于糖尿病引起的酮症酸中毒。

（5）小便有鼠臭味，多见于苯丙酮尿症。（苯丙酮尿症多见于儿童，是一种常见的氨基酸代谢病，由于苯丙氨酸代谢途径中的酶缺陷，使得苯丙氨酸不能转变成为酪氨酸，导致苯丙氨酸及其酮酸蓄积，并从尿中大量排出。）

3. 小便的量

（1）正常尿量

正常情况下，成人排尿量为 1000~2000mL/24h。尿量可受饮水、气温、出汗、年龄等因素的影响而略有不同。

（2）异常尿量

1）尿量过多：如 24 小时尿量超过 2500mL 则称为多尿。可见于饮水过多、使用利尿剂或者某些药物影响。病理情况下可见于内分泌疾病如糖尿病、尿崩症等，肾脏疾病如慢性肾盂肾炎、慢性肾间质肾炎、慢性肾衰竭早期、急性肾衰竭多尿期等。

2）尿量过少：若 24 小时尿量低于 400mL 则为少尿；低于 100mL/24h 或 12 小时无尿液排出则称为无尿。多见于各种有效血容量减少而引起的肾小球滤过率不足、各种肾脏实质性改变、尿路梗阻、排尿功能障碍等。

4. 小便的频次

（1）正常情况

正常的小便的频次为白天 3~5 次，夜间 0~1 次。排尿次数亦可受饮水情况、气温、出汗、年龄等因素的影响。

（2）异常情况

1）如果不是饮水过多造成的每天排尿次数超过 8 次，就叫作尿频。小便次数增加，每次尿量减少，有可能是膀胱储尿功能下降。如果尿频的同时，还伴有尿急、尿痛等不适，应警惕是否患上泌尿系统感染。

2）整天无尿解出或排尿次数很少，可能提示肾脏功能衰竭、膀胱颈以下梗阻性病变、神经受损或者膀胱平滑肌和括约肌病变等。

3）排尿时间变长、连续性不好。男性排尿时间明显变长，连续性不好，有滴滴答答的感觉，排尿困难，尿无力，中老年男性夜尿次数增加等症状，有可能是患上了前列腺增生。

4）老年人小便次数增多，甚至无法控制，特别是女性，可能是因为身体亏虚导致控制力下降所致。

Tips　在日常生活中若发现小便不正常，如果不能排除食物、药物等因素的影响，建议大家及时前往医院进行咨询或就诊。

25　"腿抽筋" 不一定是缺钙

在日常生活中，大多数人都有过"抽筋"的经历。比如在运动或使劲蹬腿时突然发作，不能活动；抑或是夜晚平躺睡着时，突然抽筋把人疼醒，持续好长时间不能止痛，影响睡眠，非常恼人。这时候大部分人都会说，你需要补补钙了。难道抽筋都是缺钙引起的吗？

1. 什么是抽筋

抽筋的学名叫肌肉痉挛，是一种肌肉不自主的强直性收缩，发生在小腿和脚趾的肌肉痉挛最常见。发作时疼痛难忍，肢体难以伸直，有僵硬感觉，患者十分痛苦。持续时间大多由数秒至数分钟不等。

2. 抽筋的常见原因

（1）寒冷刺激

如冬天在寒冷的环境中锻炼时，如果准备活动不充分，或游泳时水温较低，都容易引起抽筋；晚上睡觉没盖好被子，小腿肌肉受寒冷刺激也容易发生抽筋。

（2）剧烈运动

当全身处于紧张状态，腿部肌肉收缩过快，此时局部代谢产物——乳酸增多，肌肉的收缩与放松难以协调，从而引起小腿肌肉痉挛。

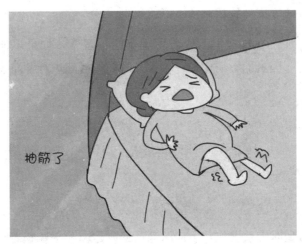

（3）睡姿不当

如长时间仰卧，使被子压在脚背面，或长时间俯卧，使脚背面抵在床铺上，迫使腿部某些肌肉长时间处于绝对放松状态，引起肌肉"被动挛缩"。

（4）缺钙

当血液中钙离子浓度太低时，肌肉的兴奋性增高而易引起痉挛。

青少年生长发育迅速，身体很容易缺钙，因此常发生腿部抽筋；中老年妇女因雌激素水平下降，骨质疏松也会使血钙过低，肌肉应激性增强，易发生腿部抽筋；孕妇体内钙与磷比例不平衡也易发生抽筋。

（5）过度疲劳

当长途跋涉、登山时，小腿肌肉最容易发生疲劳。因为每一次登高，都是一只脚支撑全身重量，此时需要小腿肌肉提供的力量相当于提起数倍身体重量，当它疲劳到一定程度时，就会发生抽筋。

（6）营养不良

镁元素、维生素 D、B 族维生素缺乏也是抽筋的常见原因。大负荷长时间运动时出汗较多，如果没有及时补充盐和水分，体内液体和电解质大量丢失、代谢废物堆积、肌肉局部的血液循环不好，也容易发生痉挛。

（7）血管病

动脉硬化、下肢静脉曲张等导致肢体供血不足，也是老年人小腿抽筋的常见原因之一。

（8）腰椎间盘突出症

腰椎间盘突出的患者，由于脊神经根受压和脊神经根内血流量下降，也易致腿部抽筋。

3. 抽筋的自我治疗

出现腿抽筋时首先不要慌张，应立即将抽筋的腿站立起来，抽筋的现象就会消退。如果还不消退，要"反其道而行之"，轻轻拉伸绷紧的肌肉。

方法一：用手抓住抽筋一侧的大脚拇趾，然后慢慢将脚掌向自己方向拉，这样可拉伸腓肠肌。再慢慢伸直脚，然后用力伸腿，小腿肌肉就不抽筋了；或用双手使劲按摩小腿肚子，也能见效。

方法二：身体背紧贴墙站立，脚后跟着地，然后将体重集中由发生抽筋的腿支撑，但是应当小心摔倒；在温暖的环境下（使用电热毯或温水，但不能用开水）按摩腿部和足部也可使肌肉放松。

4. 抽筋的预防

（1）防寒保暖，不让局部肌肉受寒。

（2）养成睡前泡脚的习惯，有促进末梢血液循环、舒筋活血、防止痉挛的作用。

（3）掌握科学锻炼身体的方法，运动前要做好准备活动，减少肌肉痉挛的发生。活动量大时，需要及时补充液体，以避免脱水。在高温环境下工作、劳动或运动时，应多喝些盐水。

（4）走路或运动时间不可过长，身体过度疲劳时要及时休息，做到劳逸结合。

（5）适当补钙，如在临睡前喝一杯牛奶；平时吃些豆制品或是虾皮、海带等也可以补充钙质；与此同时，还要多吃一些含维生素D的食物，促进钙的吸收。

Tips　大多数人发生腿抽筋的确是由于缺钙所致，但是除了缺钙以外，还有很多其他原因也可导致腿抽筋。如果频繁无诱因地发作也可能是某些疾病的临床表现，需要引起高度重视，并及时到正规医院就诊检查，查明原因，正确治疗。

26　小儿多汗是怎么回事？

相信许多家长都有这样的疑惑，不论活动或是安静，寒凉或是炎热，自家小孩出的汗，就是比大人的多。这是怎么一回事？难道是孩子身体出现了什么问题吗？今天，就让我们了解一下小儿为什么总是这么多汗？

1. 儿童多汗，首先要分清这是生理性的还是病理性的，因为小朋友的身体机能还未完善，自主神经还未完全发育，且活泼好动，故而大多数情况下，儿童多汗都是生理性的。以下一些情况较为常见：

（1）在温度较高的环境中，儿童的体温会较成人高，基础代谢率增加，机体为自主降温会释放大量汗液以增加散热，这个过程中适量地出汗对孩子来说反而是有利的。

（2）家里老人总是喜欢用厚衣物及厚被子裹住小孩子，但是往往裹着裹着孩子就感冒了，这都是因为衣服与被子太厚，造成一个相对高温且通气较差的环境，因而导致儿童大量出汗，浸湿了衣物与被单。

（3）小孩子活泼好动，运动量常常比较大，且自我约束能力不强，往往不知疲倦，故而一进行游戏活动便容易大量出汗。此外，哭闹、情绪急剧变化、饮食之后，儿童也容易出现汗多的现象，一般这种情况下也都属于生理性的多汗，家长们不必过于担心，针对这些情况，去除导致出汗的原因即可。

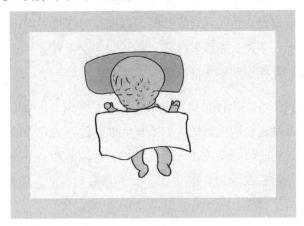

2. 那么，什么情况下，小孩子的出汗是病理性的呢？

一般而言，由疾病所导致的多汗，除了出汗以外还会伴有其他症状，且常不受外部因素影响，没有明显诱因就大量出汗，汗量较平时也可能会显著增加。以下几大类疾病常可导致小儿多汗：

（1）活动性结核病：患儿可出现入睡后汗出，也就是盗汗，这是由于结核菌的毒素及其代谢产物刺激中枢神经系统，导致自主神经功能紊乱，此时常伴有午后发热，消瘦，咳嗽，食欲不振等症状，且大多有结核病接触史。

（2）佝偻病：常因维生素 D 缺乏导致，尤其是 2 岁以下幼儿，易于在冬季或日晒时间较少的时期出现，一般表现为幼儿在刚入睡时汗出，之后渐退，一般都伴有枕秃、O 型腿、方颅、肋骨外翻、囟门迟闭之类的改变,这类患儿夜间哭闹会比较严重。

(3)甲状腺功能亢进:由于甲状腺功能亢进会导致机体的新陈代谢活动增强,机体的产热能力也有所增加,此时辐射降温难以满足机体的降温需要,全身便会大量出汗。这类患儿常伴有眼突、食欲亢进、心悸、消瘦、情绪暴躁等甲亢的典型表现。

(4)低血糖:发作状态下由于血糖的降低,刺激并兴奋了交感神经,继而分泌大量肾上腺素,从而出现面色苍白伴冷汗出等症状,本病常在饥饿状态下引起。

(5)嗜铬细胞瘤:本病常见淋漓多汗,出汗具有阵发性,有时也可以持续出汗,但阵发性发作时面部潮红或变白可同时发生。还会出现心慌、手颤、四肢发凉等。本病发作时常伴有明显的血压升高,以及因此而引起的头痛症状。

> **Tips** 小儿出汗是很常见的症状,要解决出汗问题,首先要明确是生理性还是病理性的,如果是生理性的,去除外因,并注意补充水分,防止水电解质紊乱,及时擦干身体,勤洗澡换衣,防止受凉以及汗液积聚导致皮肤损害,如果是病理性的,应及时就医,明确病因后,接受系统治疗,并注意护理。

27 学生如何防治传染病?

学校是人口密集的地方,学生是许多传染病高发人群之一。如何正确认识和了解传染病,并采取相应的预防措施,很有必要。传染病是细菌、病毒、寄生虫等特殊病原体引发的,具有传染性的疾病。

传染病的主要特征是:①具有特殊病原体;②具有流行性、传染性、季节性、地方性;③有一定的潜伏期;④有特殊的临床表现，如发热等。

传染病当中发病率高的当属呼吸道传播疾病，包括流行性感冒、水痘、流行性腮腺炎、手足口病、肺结核等。呼吸道传播疾病中易在学校传播并易引起恐慌的非肺结核莫属。

结核病是由结核分枝杆菌（简称结核杆菌）引起的慢性传染病，可侵及许多脏器，但以肺部结核感染最为常见。人体感染结核杆菌后不一定立马发病，当抵抗力降低或细胞介导的变态反应增高时，才可能引起临床发病。

肺结核的发患者群中以青少年男性居多，尤其是学校。学校群体性发生肺结核的原因一方面是缺乏结核病防治的基本知识；另一方面是学校人员密集，学生在集体宿舍居住，一旦出现一个结核病患者，很容易传播流行。学校一旦暴发，不仅严重影响在校师生的身心健康，甚至危及生命安全；同时还会对学校教学秩序、教学管理产生不利影响。因此加强学校对肺结核疫情的预防和应对工作，具有重要意义。

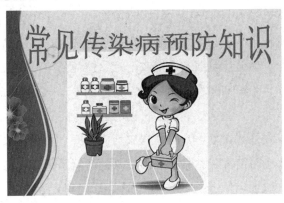

1. 结核病是通过什么方式传染的?

结核病通过呼吸道传播。肺结核患者咳嗽、打喷嚏、大声说话、大声笑时，把含有结核杆菌的飞沫排到空气中；或患者随地吐痰，痰中的结核杆菌飞到空气中，健康人吸入肺部而感染。经消化道和皮肤等其他途径传播罕见。

2. 肺结核的早期临床表现有哪些呢？

咳嗽、咳痰，可伴有咯血、胸痛、呼吸困难、发热（常为午后低热），可伴盗汗（睡着出汗）、乏力、食欲降低、体重减轻、月经失调。但不是每个患者表现都相似，症状可以不典型，可以只有其中一两种症状，但多数患者早期并无明显症状或症状轻微，常常被误认为是"感冒""气管炎""肺炎"而延误诊治。

3. 青年学生如何预防肺结核呢？

肺结核要实行传播流行需要有 3 个基本条件：传染源、传播途径和易感人群。要预防肺结核就要对传染源进行管理，要对传播途径进行切断处理，还要对易感人群进行保护。对以上 3 个基本条件进行有效处理，就可以使肺结核的发生与传播大大减少。

（1）控制传染源

一旦出现了类似结核病的症状，如食欲不振、疲乏无力、经常盗汗、抗感染治疗两周无效的咳嗽和咯血，就应该及时到医院就医。如果发现学生或教职工患了传染性肺结核（排菌肺结核患者），一定要休学、休假住院或在家隔离治疗，避免传染其他人员。及时发现并治疗，治疗期间按医生要求坚持服药 6~8 个月，定期复查，待传染性消失后，凭结核病防治机构的证明才能复学、上岗。

患者应独住，饮食、食具、器皿均应分开。被褥、衣服等在阳光下曝晒 2 小时消毒，食具等煮沸 1 分钟即能杀灭结核杆菌。居室应保持空气流通、阳光充足，每天应打开门窗 3 次，每次 20~30 分钟。因为结核病不是终身免疫，所以结核病痊愈者应定期到医院接受健康体检。

（2）切断传播途径

教室、宿舍、居室注意开窗通风，保持室内卫生，室内注意定期消毒。由于结核杆菌主要经空气通过呼吸道传播，其次是通过消化道传播。所以要养成自身良好的卫生习惯，不要随地吐痰，与痰中测出结核杆菌的人接触更要有防范意识，应戴口鼻罩。患者更不能随地吐痰，不对着他人打喷嚏和咳嗽，尽量避免与他人密切接触。

（3）保护易感人群

易感人群为儿童、学生、老年人、糖尿病患者等，因为其机体免疫力普遍低下而易感。学生学习压力大而无暇顾及自身的健康，作息不规律，会导致机体抵抗力下降，也容易发生结核病。因此在校学生要加强体育锻炼，生活要有规律，睡眠要充足，保持健康心理，注意食物的营养搭配。增强自身机体抵抗力，尽量减少感染和发病机会。

Tips　肺结核并不可怕，如果得知有同学或家庭成员、周围人群有结核病可疑症状，切莫恐慌，请及时提醒他们到当地结核病防治专科医院就诊，如果确诊为肺结核，应鼓励他们早期、规律、系统治疗，并采取有效的防护措施避免传染。结核病患者只要接受正规治疗大多可治愈。

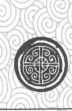

二、外科疾病篇

1　膝关节疼痛的元凶有哪些?

在生活中，很多人都受到膝关节疼痛的困扰，特别是中老年人。造成膝关节疼痛的原因很多，根据年龄、性别、发作部位、症状特征的不同，一般可以归纳为软组织性、软骨性、骨性和炎症性等原因。任何原因导致的膝关节疼痛，如能及时就医，找出病因，对症治疗，一般都能治愈或缓解。

以下是膝关节疼痛的常见原因。

1. 膝关节周围韧带损伤

膝关节韧带突然受到较强外力，导致外翻或内翻时，则有可能引起内侧或外侧副韧带损伤。患者都会有明确的外伤史，膝关节疼痛、肿胀、瘀斑、活动受限等。

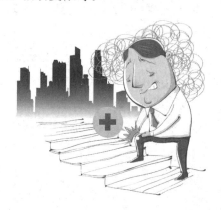

2. 软骨损伤

主要是膝关节的半月板损伤，当膝关节微屈时，如果突然过度内旋伸膝或外旋伸膝（例如踢足球运动中，弯小腿转身踢球的动作），就有可能引起半月板撕裂。半月板损伤会有明显的膝部撕裂感，随即关节疼痛、活动受限、走路跛行、关节活动时有弹响。以中老年患者多见。

3. 关节滑膜炎

由于外伤或过度劳损等原因，损伤关节滑膜后会产生大量积液，使关节内压力增高，导致关节疼痛、肿胀、压痛，并有摩擦发涩的声响。比如膝关节主动极度伸直时，特别是有一定阻力地做伸膝运动时，髌骨下部疼痛会加剧。在被动极度屈曲时，疼痛也会明显加重。中老年患者常见。

4. 自身免疫系统疾病

免疫系统疾病如红斑狼疮和银屑病等，当病情发展到一定程度时，也会侵犯关节出现膝关节肿痛，这要靠血液化验等检查来明确诊断。

5. 儿童生长痛

儿童（男孩多见）在生长发育期，常出现膝关节、髋关节疼痛。这是儿童生长发育过程中出现的一种正常的生理现象。由于处于生长阶段的儿童骨骼生长相对较快，骨膜和局部肌肉生长发育不协调，从而引起不适，出现关节疼痛。

6. 化脓性关节炎

有全身其他部位感染的病史或局部外伤的病史，疼痛的关节可以有肿胀，部位也可能不明显，但都有体温升高、关节疼痛、不能活动、"血象"升高等表现。

7. 骨性关节炎

骨性关节炎的发病年龄大多在 40 岁以后。关节疼痛早晨较重，白天和夜晚趋轻，关节部位的骨质增生和骨刺摩擦周围的组织，可引起关节的疼痛。

8. 骨质疏松症

老年妇女全身多个关节疼痛，感到特别无力，不能负重行走，若排除其他疾病，可能是患了骨质疏松症，X 线照片可发现全身骨质疏松。

9. 风湿性关节炎和类风湿关节炎

风湿性关节炎初发年龄以 9～17 岁多见，男女比例相当。类风湿关节炎以中年女性多见。风湿性关节炎一般是游走性的疼痛（疼痛的位置不确定）、疼痛、肿胀、僵硬多累及大关节（膝关节、肘关节等），不造成关节畸形。类风湿关节炎受累关节的症状表现对称性、持续性关节肿胀和疼痛，常伴有晨僵。类风湿关节炎往往侵犯小关节（尤其是掌指关节、近端指间关节、腕关节），也会侵及其他大小关节，晚期往往造成关节畸形。

10. 劳损引起的疼痛

由于膝关节部位活动量相对较大，长期负重远行或强体力劳动，均可导致膝关节周围的肌肉等软组织出现劳损，进而引起疼痛。

11. 肿瘤引发

膝关节局部出现肿瘤也是造成膝关节疼痛的因素之一，多见于生长发育期的儿童或老年人。如果出现关节肿痛，疼痛感晚间比白天严重，服用止痛药物无效，又没有合理原因可以解释，应到医院做进一步检查，排除骨关节恶性肿瘤。

Tips 关节疼痛的原因很多，早期发现病因并及时治疗是关键，但患者自我保养和调理亦很重要，有的要适当活动，有的要制动静养，饮食宜忌也有讲究，一切治疗与护理措施都应在医生的指导下进行。

2 膝关节炎防治方法有哪些？

经常听到一些中老年朋友说膝关节痛，上下楼梯不方便，特别是下楼更加困难，这到底是怎么回事呢？其实这是典型的中老年慢性膝关节炎，是膝关节软骨退行性改变所致。膝关节退行性改变是一种中老年人常见病和多发病，如不及时治疗，轻则膝关节疼痛、行走时加重，重则出现关节畸形、伸屈功能受到限制、行走困难。

中老年膝关节炎是由于年龄原因致使膝关节面软骨组织磨损破坏，关节面不平滑，加上负重远行等，使膝关节周围组织受力不均匀而出现炎症改变。另外中老年人体内钙流失过多引起的骨质疏松也会导致膝关节退行性改变。

那么，膝关节炎该如何防治呢？

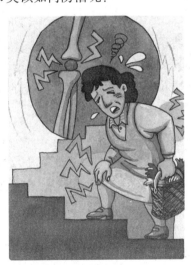

1. 自我防治

（1）控制体重

控制体重能缓解膝关节受到的压力。尤其是女性朋友，在 45 岁以后卵巢功能逐步减退，体内雌激素分泌减少，容易发胖，过于肥胖使膝关节面承受压力增大，更容易发生膝关节炎。

（2）选择合适的运动方式

爬山、爬楼梯是一种很好的锻炼方式，但不利于保护膝关节，因为爬山或者爬楼梯时，膝关节承受的压力要超过自身重量的 3 倍以上。建议尽量选择对膝关节损伤小的运动，比如游泳、散步、太极拳、健身气功等，并且多进行户外运动，多晒太阳增加钙的吸收。长时间站立、行走、跑步、下蹲也会对膝关节造成损伤。

（3）合理饮食

胶原蛋白和钙是骨骼形成的重要成分，尤其是老年人，可以多吃胶原蛋白、钙质含量高的食物，如牛奶、奶制品、豆制品、鸡蛋、鱼虾、海带、木耳、鸡爪、猪蹄、蔬菜等，同时要多晒太阳，促进钙的吸收，预防骨质疏松症；此外，还要戒烟戒酒，少吃高甜、生冷、油腻食物，如糖果、巧克力、奶油、冰淇淋、油炸食品等。

（4）保暖防寒

寒湿会导致膝关节部位肌肉和血管收缩，如果长期不注意保暖，关节抵抗力下降，更容易发生膝关节炎，如果已经有膝关节炎，寒湿会加重炎症和疼痛。建议有膝关节炎的中老年朋友冬天佩戴护膝。

（5）鞋子的选择

选择一双合脚、平底、有弹性的鞋子，不仅可以让你走路很舒坦，还可以明显降低膝关节的负荷。另外，尽量不要穿拖鞋或者高跟鞋长距离行走，此时膝关节会长时间处于非正常的受力状态，久而久之会造成膝关节损伤。

（6）避免盲目按摩

发生膝关节疼痛时，不要随意用力按摩膝关节，如果按摩方式不正确或用力太大，会导致膝关节损伤和疼痛加重。

2. 其他治疗

（1）中医治疗

1）中药内服，一般以健脾补肾、强壮筋骨的药物为主，如：左归丸、右归丸、十全大补汤等（建议在医生的指导下服用）。

2）外用中药汤剂：桃红四物汤加伸筋草、透骨草煎汤，用毛巾湿热敷或熏洗局部。

3）其他：针灸、推拿、穴位贴敷等方法。

（2）西医治疗

1）口服药：对乙酰氨基酚、布洛芬、西乐葆、安必定、氨基葡萄糖、硫酸软骨素 A 等。

2）外用药：如扶他林乳剂。

3）关节腔药物注射：玻璃酸钠、硫酸软骨素等。

4）物理治疗：如采用超短波、微波、离子透入、红外线照射、经皮神经电刺激等。

Tips 中老年膝关节退行性改变是一种常见病、多发病，早期预防早期治疗很重要。平时注意饮食营养，多晒太阳，可以增加钙的吸收；控制体重，可以减轻膝关节的局部磨损；适当进行身体锻炼，增加膝关节周围韧带的保护功能；一旦出现膝关节疼痛症状，应及时向专科医生咨询并尽早治疗。

3　口腔溃疡频发怎么办?

口腔溃疡是一种常见的临床症状，经常有身边的朋友说"口腔又有溃疡了，又上火了，很烦"。口腔溃疡到底是怎么引起的？又该如何预防呢？

1. 口腔溃疡的原因

（1）细菌和病毒感染

经常患口腔溃疡的患者口腔中最常检查出的是幽门螺杆菌，该病菌主要是通过粪－口传播，因此患有胃肠道疾病的患者更容易患上口腔溃疡。还有链球菌和葡萄球菌等也是引起口腔溃疡的常见细菌。另外，多种病毒也能诱发口腔溃疡，如单纯疱疹病毒、带状疱疹病毒、人类腺病毒等。

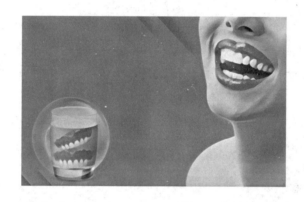

（2）外伤与饮食

口腔溃疡常出现在接触牙齿较多且黏膜较薄的部位。戴假牙、戴牙套、嗑瓜子、吃尖硬的食物，常易摩擦口腔导致溃疡的发生。

（3）不良饮食习惯

长期喜食咖啡、酒水、烧烤油炸、辛辣、过烫等刺激性食物也易发生口腔溃疡。

（4）药物不良反应

一些药物由于使用不当也可能引起口腔溃疡，如长期使用某种抗生素，可能引起口腔内菌群失调，引发口腔溃疡；一些解热镇痛药如布洛芬、对乙酰氨基酸等药物在口腔停留时间过长也可能引起口腔溃疡。含激素的哮喘喷剂喷雾咽喉后，如不及时漱口，激素在口腔内长期停留，也会增大口腔溃疡的风险。

（5）微量元素等物质的缺乏

由于不良生活习惯或其他疾病，患者体内缺乏锌、铁、铜、硒、维生素 B_{12} 及叶酸等物质时，会引起生理功能紊乱，可出现伤口愈合缓慢，口腔溃疡久治不愈。

（6）其他原因

口腔溃疡的发生还与患者不充足的睡眠时间、精神压力大、身体疲劳、抵抗力下降等因素有关系。另外不注意口腔卫生，不正确的刷牙方式也是常见的原因之一。

2. 口腔溃疡的防治

（1）注意口腔卫生。每次饭后应用温开水漱口，掌握正确的刷牙方法，坚持早晚刷牙，必要时可用牙线将牙缝中的食物残渣清除。

（2）养成良好的饮食习惯。尽量少吃煎炒、烧烤、油炸类食物，少吃刺激口腔的食物，如：芥末、辣椒、胡椒、花椒、榴莲、芒果等，适当多食维生素、纤维素含量较高的新鲜蔬菜水果。

（3）锻炼身体，增强体质，提高抗病能力。

（4）药物治疗。

1）漱口水含漱，每天定时用漱口水含漱 2~3 次，如甲硝唑含漱液、维生素 B_{12} 漱口水。

2）喷雾剂喷溃疡处，如西瓜霜喷剂。

3）含服药物如华素片。

4）中药内服，根据中医辨证论治原则可选用导赤散、龙胆泻肝汤等。

Tips 口腔溃疡在临床上很常见，一般溃疡都有自愈可能，如果反复出现或溃疡严重时，应及时前往医院检查，以免变生口腔癌等。

꒰꒦꒱ 4　息肉会变成癌吗？

息肉是人体组织表面长出的赘生物，根据息肉生长部位的不同而有不同名称，如生长在鼻腔内的为鼻息肉，生长在胆囊内的为胆囊息肉，生长在肠黏膜上的为肠息肉。体内大部分息肉都为良性，对身体影响不大，但有少部分息肉对身体有很大危害，甚至是癌变的先兆。

1. 为什么会长息肉？

息肉的病因有很多，但目前还不是完全清楚，可能与人体内分泌、遗传、局部感染、慢性炎症、外伤、手术、异物刺激、不良饮食习惯等因素有关。不同部位的息肉，具体原因各有不同。

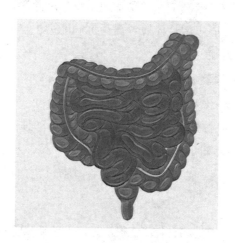

2. 息肉会癌变吗？

息肉一般为良性，其转变为癌症的可能性较小，哪怕真的会恶变，也非一朝一夕。我们必须警惕如下情况：

（1）息肉一般分为腺瘤性和炎症性，属于腺瘤性息肉容易癌变，而炎症性息肉一般不会癌变。

（2）形状上，基底较宽不带蒂的息肉容易癌变；体形较大的息肉容易癌变；在短时期内生长迅速的息肉也容易癌变。

（3）有癌症家族史的人长息肉容易癌变。

（4）多发性息肉也容易癌变。

3. 息肉的早期防治

（1）定期去医院做体检，及时发现小息肉。息肉好发的常见部位有鼻腔、声带、咽喉、消化道、胆囊、阴道、宫颈、宫腔等。

（2）密切关注息肉的变化，绝大部分息肉为良性，于身体无大碍，如果息肉突然增长快、变多，甚至疼痛，则应及时治疗，一般常用激光或电刀切除。

（3）定期抽血检查防癌指标，动态观察其变化，如果相关指标持续升高，也应高度重视，及时就诊。

（4）养成良好的生活习惯，不偏食，不进食过热过辣等刺激性食物。

（5）及时治疗身体内的慢性炎症和其他疾病，减少局部伤害。

> **Tips** 随着现代诊疗技术的不断进步，任何微小的息肉都可以发现。因此，只要定期体检，密切观察，随时注意其变化，完全可以防止息肉对身体的伤害。

5 耳鸣原因知多少?

耳鸣是困扰人们的一种常见临床症状，任何年龄都可发生，但以中老年人为主。《医学入门》道"耳鸣乃耳聋之渐也"，故我们应引起重视。

1. 耳鸣的原因

（1）常见疾病

1）耳部的疾患：外耳道炎、外耳异物、耵聍栓塞、中耳的急慢性炎症、鼓膜穿孔、听神经瘤、梅尼埃综合征及耳硬化症等都能引起耳鸣。

2）血管性疾病：血管瘤、血管畸形、颈静脉球体瘤、耳内小血管扩张等都会导致耳鸣的发生。

3）其他疾病：自主神经紊乱、中风前期、贫血、脑供血不足、营养不良、高血压、低血压、糖尿病等也可诱发耳鸣。

（2）药物原因

过量使用对耳有毒性作用的药物，也会引起耳鸣。

（3）其他原因

过度疲劳、睡眠不足、情绪过于紧张、长期暴露在噪声的环境中均可导致耳鸣的发生。

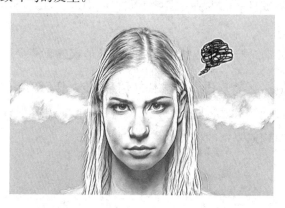

2. 耳鸣的分类

（1）按耳鸣发生部位：分为耳源性耳鸣和非耳源性耳鸣，其中耳源性耳鸣指限于听觉系统内的耳鸣，而非耳源性耳鸣则泛指与听觉系统无关的耳鸣。

（2）按耳鸣病程及持续时间分类：根据耳鸣病程分为急性、亚急性及慢性耳鸣。其中3个月之内为急性耳鸣；3个月到1年为亚急性耳鸣；1年以上为慢性耳鸣。再根据耳鸣的持续时间可分为间断性、持续性和阵发性耳鸣。

（3）按耳鸣病因分类：分为生理性、病理生理性、病理性。其中病理生理性耳鸣是指一些疾病本身尚不足以引起耳鸣，如果加上其他外界因素的影响（如疲劳、紧张等）可导致耳鸣的发生。病理性耳鸣的病因大致分为肌源性、血管性、呼吸性、传导性、感音神经性、反射性等。

3. 耳鸣的危害

（1）影响听力：耳鸣能干扰所听的内容，导致听不清别人的说话内容。

（2）影响睡眠：耳鸣尤其在夜深人静时更加厉害，使人难以入睡或睡眠很浅。

（3）影响情绪：长期耳鸣的人有着严重的忧虑、焦急、抑郁等不良情绪或者出现心理疾病，更有甚者可能出现自杀倾向。

（4）影响工作：经常听不清别人讲话，是一件很痛苦的事，并且还常常被人误解，导致有些工作学习无法正常进行，陷入无限的苦恼中。

4. 耳鸣的治疗

（1）西医治疗

主要针对耳鸣的发病原因进行对症治疗，如抗感染治疗、营养神经治疗、松弛治疗、掩蔽治疗、药物治疗以及手术治疗等。

（2）中医治疗

1）根据患者症状来辨证论治，运用中药汤剂调理往往有着意想不到的疗效。

2）针灸、耳针、耳穴压豆等中医特色治疗。

（3）自我按摩

1）掩耳鸣天鼓法：两手掌心分别紧按双耳外耳道，两手的食指、中指和无名指分别轻轻敲击脑后枕骨，共 30 下，每天 2～3 次。

2）梳头抹耳法：双手十指从前发际向后梳头，梳到头后部时两掌心贴住耳郭后部，两手分别向左右两侧抹耳郭至面颊为 1 次，连续梳抹 30 次左右，每天 2～3 次。

3）掌心震耳法：双手搓热，双手掌心分别贴紧双外耳道，再突然松开，听到"叭"的一声，起到震耳的作用，共 30 下，每天 2～3 次。

4）双手拉耳法：双手握空拳，用拇指、食指捏住耳垂向下拉，拇指在后，食指弯曲在前，共拉 30 次左右，然后两手的食指、中指叉开，中指在前，食指在后搓耳根，一上一下为 1 次，共搓 30 次左右，每天 2～3 次。

5. 耳鸣的预防

（1）减少噪声源，佩戴防护耳罩、耳塞等，不要长时间佩戴耳机等音响设备。

（2）适当调整工作节奏，放松情绪，转移对耳鸣的注意力。

（3）改变不良生活习惯：少食过于辛辣食物、咖啡因及酒精制品，多吃蔬菜瓜果类食物，做到按时睡觉，不熬夜。

（4）尽量避免使用耳毒性的药物。

Tips 耳鸣并非无踪迹可循，尽管耳鸣病因错综复杂，但通过系统检查还是可以找到原因的。只有早期发现，早期检查，早期治疗，才可能尽快恢复正常听力，减少对身体的伤害，提高生活质量。

6 胆囊到底要不要切?

1. 胆囊的功能

胆囊具有浓缩、贮存和排泄胆汁的作用。肝脏分泌胆汁,经胆管输送至胆囊,由胆囊浓缩 5～10 倍后储存。随进食刺激,受神经系统和体液因素的调节(如胃肠道激素),胆囊平滑肌收缩和括约肌松弛,胆汁排出。另外,胆囊具有分泌功能,胆囊黏膜每天分泌约 20mL 黏液性物质,主要是黏蛋白,具有润滑和保护胆囊黏膜作用。

2. 什么时候必须切除胆囊?

胆囊切除是外科常见手术,那么哪些情况下需进行胆囊切除呢?

(1)胆囊结石数量多且结石直径≥2cm。

(2)胆囊壁钙化或瓷性胆囊。

(3)胆囊息肉>1cm 或伴有胆囊结石。

(4)急性胆囊炎或慢性胆囊炎反复发作,每年超过 3 次以上者。

(5)胆囊萎缩明显。

(6)较大胆管结石、壶腹部嵌顿结石、肝内胆管结石、胆管狭窄合并胆管结石反复发作的患者。

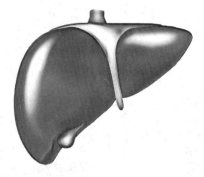

（7）梗阻性化脓性胆管炎的患者。

（8）奥狄括约肌狭窄，慢性胰腺炎伴壶腹部或胰管梗阻的患者。

3. 胆囊切除后的弊端

胆囊切除后，胆囊功能缺失，导致胆囊浓缩、贮存、排泄及分泌功能失调，从而对机体产生影响，临床上一般可出现腹痛腹胀、厌食、消化不良、大便次数增多等；但是这些症状会随着术后时间的增长逐渐减轻和消失。此外，术后可能引起胰腺炎、术后粘连、胆管蛔虫病、胆囊管切端神经瘤等并发症。

4. 自我调护

胆囊切除后患者一定要在医生指导下进行自我调理，特别是手术后的一年之内更应注意。

（1）生活饮食

1）少食多餐，饮食要营养丰富，选择鱼、虾、禽、豆腐及少油的豆制品等为主的低脂肪优质蛋白质饮食。

2）多吃粗粮。粗粮含纤维素高，可以促进胆汁排泄，如玉米、小米、甘薯、燕麦、荞麦等。

3）多吃蔬菜水果。蔬菜、水果富含维生素、矿物质和膳食纤维，可减少胆固醇形成，减少脂肪和糖类的吸收，还可起到降低血脂和血糖的作用。

4）少油腻，选择容易消化的食物，食物太过油腻会导致消化不良。

5）戒烟戒酒，少食辛辣等刺激性强的食物。

（2）药膳食疗

1）山药内金粥

组成：鸡内金 15g，山药 50g，粳米 150g。

做法：将鸡内金加水 500mL，先煎 20 分钟，去渣取汁，再加入粳米、山药共煮成粥，粥成调味即可食用。

功效：健胃消食。

主治：胆囊切除术后出现的食欲不振、消化不良等。

2）鲤鱼白术粥

组成：鲤鱼（切片）250g，炒白术 30g，花椒 20g，粳米 250g，生姜、葱各自适量。

做法：花椒、白术、生姜加水适量煎取药汁，粳米洗净入锅，加药汁、鲤鱼、葱白、清水适量，用大火煮至烂熟后，去鲤鱼调味喝粥。

功效：温中散寒、健脾利胆。

主治：胆囊切除术后出现的腹痛、腹胀、食欲不振、大便稀等。

Tips　胆囊切除需要专业的医生进行评估后方可进行，胆囊切除后的自我调理非常重要。已行胆囊切除术，还应定期到医院复查，若有不适要及时就诊，以免耽误病情。

7　牙龈出血别大意

口腔牙龈出血是一个很常见的症状，有的人在刷牙或咀嚼食物时口腔即有出血现象，有的人甚至没有用牙齿时也会自发出血不止，由于牙龈出血一般不会伴有其他不适，大部分出血也会自行止住，因此常常被人忽视。牙龈出血一般不会有严重问题，但有些情况可能是某些全身性疾病的早期表现，不能掉以轻心。

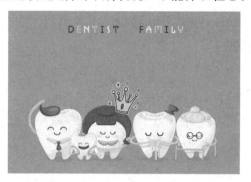

1. 牙龈出血常见原因

（1）牙龈炎、牙周病

由于不良的卫生习惯，导致口腔内细菌大量繁殖形成牙菌斑，牙菌斑产生许多代谢产物使牙龈局部受到刺激发生炎症反应，炎症导致局部血管充血肿胀扩张，因此常在咀嚼、刷牙等刺激下毛细血管破裂引发出血。此外由于食物嵌塞、龋齿、牙齿残根、牙齿残冠、不良矫治器等的刺激也会引起牙龈出血、牙龈萎缩，以及外伤引起牙龈出血。

（2）血小板减少

因为血小板主要功能是促进止血和凝血以及维护毛细血管壁，若血小板数量下降到一定程度，会引起一些出血症状，包括口腔内出血。

（3）血友病

血友病可出现口腔内出血，由于凝血酶生成障碍而导致凝血异常，因此可见外力引起出血或自发性出血症状，以及其他由于出血导致的并发症。

（4）肝脏疾病

肝脏疾病会引起一系列身体生理功能异常，其中与出血相关的包括免疫系统异常、凝血因子合成降低和消耗增多、血小板异常、纤维蛋白溶解、内毒素血症、毛细血管脆性增加等。

（5）脾功能亢进

脾功能亢进导致血细胞破坏增加，可出现凝血障碍，若是这种情况引起口腔内出血还可能伴有脾大、贫血等。

（6）口腔内炎症

口腔黏膜出现炎症伴红肿疼痛也可引起牙龈出血，口腔内炎症可因精神压力、激素水平变化、免疫系统异常、营养不均衡等因素影响而出现或加重。

（7）口腔鼻咽肿瘤

肿瘤亦可引起口腔内出血，口腔癌除口腔不明原因出血外，还可伴有淋巴结肿大、溃疡不愈合、牙齿松动等症状，鼻咽癌可出现痰液、鼻涕、唾液带血性分泌物，以及面部麻木、鼻塞、眼睛活动受限、头痛、耳鸣、淋巴结肿大等症状。应及时就医检查。

（8）刷牙不当

刷牙用力太大或牙刷刷毛过硬也会损伤牙龈导致出血。

（9）其他

此外还可由于内分泌的改变发生妊娠期牙龈炎、青春期牙龈炎，以及长期服用阿司匹林等抗凝药物的人，也容易发生牙龈出血。

2. 牙龈出血防治

不论是由于什么原因导致的牙龈出血均应在医生的指导下进行治疗，在日常生活中也要进行有效防治。

（1）应注意口腔卫生，养成早晚各一次，每次至少两分钟的刷牙习惯。

（2）检查牙刷刷毛是否过硬，应使用软毛牙刷，牙刷应干净卫生，定期更换。

（3）用正确的方式刷牙，牙刷斜 45°放在牙齿和牙龈交界的位置，幅度不宜过大，每个牙面都要刷到。

（4）使用牙线清洁牙缝间食物残留，定期进行口腔检查及洗牙。

（5）定期体检，及时发现全身性疾病并及时治疗。

（Tips）　口腔牙龈出血是临床上很常见的一种症状，几乎每个人都会发生，但出血的原因有多种，特别是反复出血或大量出血时一定要尽快去医院检查。

8　发现甲状腺结节千万不可大意

甲状腺结节是外科常见的一种临床表现，有不少朋友在体检时发现甲状腺上有结节时十分担心，甲状腺结节是甲状腺癌吗？甲状腺结节会变成甲状腺癌吗？甲状腺结节与甲状腺癌又有什么区别呢？其实，这种担忧不无道理。甲状腺结节中有 5％～15％就是甲状腺癌，还有部分结节会演变成癌。那么，甲状腺结节与甲状腺癌如何鉴别？发现甲状腺结节又该如何处理呢？

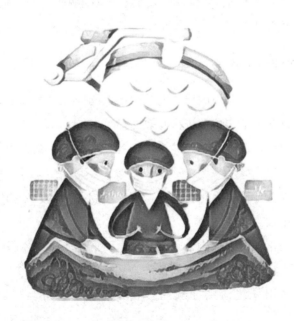

1. 尽快明确结节性质

（1）了解病史

甲状腺结节女性发病率较男性略高，早期并无特殊不适，多在体检中发现。若过去已有甲状腺结节，近日突然快速增大，应考虑甲状腺癌可能；有甲状腺癌家族史者，发生癌肿的可能性更大。

（2）体格检查

较小的甲状腺结节早期很难自我发现，当肿块逐渐增大时，可有吞咽不适感，触摸时质地较软者多为良性，质地较硬，边界不清者多为恶性。

（3）其他检查

1）血清学检查：甲状腺球蛋白（Tg）和血清降钙素（Ct）是最常用的甲状腺癌血清标志物，能够覆盖约95％的甲状腺癌，如果这两个指标持续升高则考虑甲状腺癌，其中甲状腺球蛋白一般用于曾做手术或核素治疗的分化型癌患者，监测是否存在复发和转移。这些指标一定要结合其他检查综合判断。

2）超声检查：是甲状腺结节的主要影像学检查方法。可发现直径2mm的结节，还可提供结节的血供情况，有助于结节良性、恶性的鉴别，此外，还可对恶性病灶周围淋巴结转移情况进行诊断。

3）核素显像：甲状腺核素显像可显示甲状腺的位置、大小、形态，也能提供甲状腺结节的功能和血供情况。结节的功能和血供状况与病变的良恶性相关。

4）针吸涂片细胞学检查：目前细针抽吸细胞检查应用广泛，但有一定假阳性及假阴性。细胞学阳性结果一般表示甲状腺恶性病变，而细胞学阴性结果则90％为良性。

2. 如何治疗

（1）一旦发现甲状腺结节，一定要引起重视，首先通过各种检查判断其是良性还是恶性。

（2）如果是良性肿瘤或不能确诊的小结节，应尽快行手术切除，并根据病理切片结果确定下一步治疗方案。

（3）如果确诊为甲状腺癌，则应根据病情（是否扩散转移）严重程度，确定最佳治疗方案。

（4）无论是良性还是恶性的，切忌太过紧张和悲观，不良的情绪会让病情迅速发展和恶化。

Tips　由于甲状腺部位较隐匿，肿块较小的早期病变难以及时发现，因此，定期体检非常重要。一般 1～2 年进行一次全身体检。如果有癌症家族史的，应每年体检 1～2 次。即使是甲状腺癌，早期发现，早期治疗，预后良好。还要提醒大家的是保持良好的心情、乐观向上的生活态度、劳逸结合的生活方式、健康的饮食习惯是预防甲状腺结节的有效措施。

9　十人九痔如何预防？

痔疮是临床常见的一类肛肠疾病。任何年龄都可发病，且女性发病率高于男性，故素有"十男九痔""十女十痔"的说法。根据发生部位的不同，痔可分为内痔、外痔和混合痔。痔疮发作时，会出现便血、疼痛、痔核脱出等症状，严重者甚至会影响工作和生活。

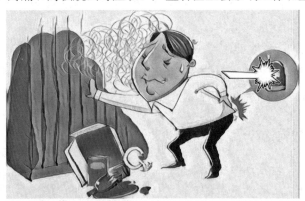

1. 痔疮的成因

（1）解剖结构：肛门直肠位于人体下部，由于重力和脏器的压迫，静脉向上回流受到阻碍；直肠静脉及其分支缺乏静脉瓣，血液不易回流、容易淤积；另外直肠部位的血管排列特殊，在不同高度穿过肌层，容易受到粪块挤压，影响血液回流，从而引发肛门直肠部位的黏膜静脉丛曲张，形成痔疮。

（2）便秘：长期便秘，腹内压力增大，导致局部淤血，易形成痔疮。

（3）不良的排便习惯：排便时间过长、排便用力过大，均会加重局部淤血，形成痔疮。

（4）长期腹泻：大便次数过多或腹泻也易引发痔疮。

（5）不良的饮食习惯：长期饮酒、过食肥甘厚味或辛辣刺激食物，易导致直肠部充血而引发痔疮。

（6）久坐久站：由于重力和脏器压迫，影响直肠局部血液循环而引发痔疮。

（7）其他疾病易引发痔疮：如肝硬化、门静脉高压、肺气肿、腹腔内肿瘤等疾病会使腹压增高，导致痔疮。

（8）妊娠中晚期能明显增高腹压，影响直肠静脉血液回流而引发痔疮。

（9）感染：直肠及周围的感染和慢性炎症也是引发痔疮的重要原因。

（10）其他：年高体弱、久病体虚、过度劳累等易致肛门收缩无力，也可导致痔疮发生。

2. 痔疮的预防

（1）合理饮食。多食蔬菜水果，少食辛辣刺激食物，少饮酒。

（2）养成良好排便习惯。每天定时排大便，并且控制每次排便时间，最好不超过 5 分钟，不要在排便时玩手机、看书报。

（3）注意局部卫生。每次便后清洗肛门部位、勤换内裤。

（4）加强锻炼，增强体质，提高机体防病能力。

（5）不久站久坐。从事久站久坐工作时应经常更换体位，最好每隔 1 小时左右起身活动。

（6）常做提肛运动。每天有意识地多做提肛运动，可在早上起床时和晚上睡觉前各做 10~15 次。

（7）冷水坐浴。坚持在排便后、早上起床后和晚上睡觉前用冷水坐浴 2~3 分钟。

（8）及时治疗相关疾病，避免其他疾病诱发或加重痔疮病情。

 痔疮虽然发病率很高，但完全可以自我预防。即使患有痔疮，只要病情较轻，也能通过一系列自我防治措施，达到完全缓解和痊愈的目的。虽然大便出血多见于痔疮，但也有可能是直肠癌或其他疾病。因此，一旦发现大便出血，应先去医院就诊，只有在确诊后，方可采取相应治疗方法。

10　千万别大意了颈椎病

颈椎病是一种好发于中老年的常见病，30 岁以后人体的组织器官逐渐开始出现老化，如常会开始出现骨关节的老化和骨质增生，其中以腰椎、颈椎、膝关节等部位最明显。同时还会出现颈椎和腰椎间盘变性移位，甚至突出。颈椎病就是指颈椎的骨质增生和椎间盘突出引起的一种综合征。

说起颈椎病，大家都知道，会有头晕、颈部胀痛、上肢疼痛发麻等。但是这只是颈椎病较轻的常见症状，如果不积极治疗，可能会出现严重后果。

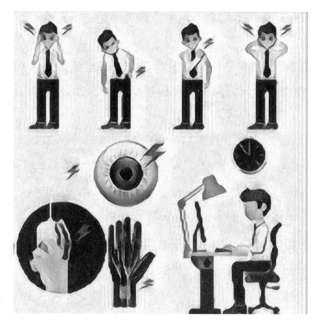

先让我们看一个与颈椎病有关的病案：

66 岁的老张，每年都会定期做体检，身体情况较好，只查出有颈椎病。偶尔脖子痛，但从未难受到需要看医生的地步。就在前几天，老张在家里拖地时突然感觉头晕厉害，还出现了恶心呕吐的症状，接着左手变得麻木不灵活，最后晕倒在地。家人将他送至医院，经检查发现，老张是急性脑梗死（中风），情况十分危急。医生了解情况后认为突发脑梗死与颈椎病有关。

危险的脑梗死和颈椎病之间又有何联系呢？其实，颈椎病不仅可以引发脑梗死，还可以引发许多疾病：

1. 中风（脑梗死）：颈部有一根非常重要的血管——椎动脉，当骨刺或突出的颈椎间盘恰巧（颈部活动时）压迫到椎动脉的时候，就会导致瞬间脑部供血不足，会产生头晕，严重时会突然倒地，出现意识丧失。当脑部血流缓慢堵塞时则可能出现脑梗死，也就是我们所说的——中风。如不及时处理可能导致生命危险。

2. 高血压：当颈椎间盘突出时，有可能压迫颈部交感神经纤维，使交感神经纤维兴奋，最终导致血压升高（交感神经兴奋型高血压），因此，有些不稳定型高血压患者要做一个颈椎 CT，了解颈椎的情况。

3. 肩周炎：颈椎下面是臂丛神经，连系着肩膀、手肘、手臂、手指。当颈椎间盘或骨刺压迫臂丛神经时，就会引起肩周炎、上臂疼痛麻木、上肢无力等。

4. 其他：因为颈椎骨质增生或颈椎间盘突出压迫颈部的神经，还会出现头痛、失眠、呕吐、头部活动受限、记忆力减退等表现。

Tips　颈椎病并不是脖子痛那么简单，还有可能是潜在的致命危险。颈椎病的患者要尽早治疗，还没有确诊的朋友如果和这里描述的一些症状对号入座了，千万要提高警惕，引起重视，尽快去正规医院做进一步检查，明确诊断，及时诊治。

11　腰痛原因有哪些？

现实生活中，几乎每个成年人都曾有过腰痛或腰部酸痛不适的症状，有的反复发作，有的长期疼痛，有的是短时间的，有的疼痛轻微，有的疼痛剧烈。那么腰部疼痛到底是怎么回事？引起腰痛的原因到底有哪些呢？

1. 泌尿系统感染：如急慢性膀胱炎、肾盂肾炎等，腰痛表现为腰部胀痛，严重者沿输尿管放射至会阴部痛，伴有尿频尿急尿痛，甚至恶寒发热、肉眼血尿等。

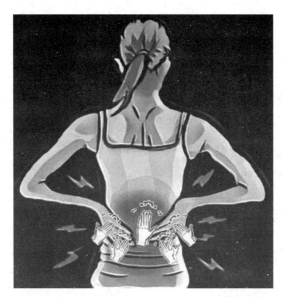

2.生殖系统疾病：生殖系统炎症，如输卵管炎、盆腔炎等，可以出现腰痛；另外子宫肌瘤、子宫颈癌、卵巢囊肿等也可能引起压迫性牵连性腰痛；前列腺炎、精囊炎、输精管炎症也引起腰痛。

3.泌尿系统结石：肾结石较大伴肾盂积水时可出现腰部胀痛或钝痛；输尿管结石可引起腰部绞痛，并向会阴部放射，严重时可伴有大汗、恶心等症状。

4.肾囊肿：由于囊肿使肾脏包膜张力增加或者肾脏周围组织受到挤压，从而导致患者腰部隐痛、钝痛；疼痛可能在一侧，也可能双侧都有疼痛。

5.腰椎病变：中老年人随着年龄的增长，常会出现腰椎骨质增生和腰椎间盘突出，腰椎神经受到压迫而出现腰部疼痛。老年人因骨质疏松多会造成椎体塌陷性骨折，也可导致持续性腰痛，活动困难，久站久行时加重，平卧休息可减轻。

6.腰肌劳损：多见于长时间保持某一体位工作的人，腰肌因过度劳累出现慢性劳伤而引起疼痛。如长期弯腰作业的修理工和体力劳动者。这种类型的腰痛一般在过度劳累时和早晨起床时疼痛明显，活动后减轻。

7. 受凉后腰痛：腰部经常受凉、着湿气，特别是夏季炎热天气，空调降温太低，腰部受凉也可出现疼痛。

8. 女性在妊娠中晚期也会出现腰痛不适。

Tips　腰痛是一种常见的临床症状，引起腰痛的原因很多。既有内脏疾病引起的，也有外邪入侵所导致的；既有正常生理期引起的，也有一过性运动所致的。如果出现腰痛持续不能缓解或反复发作，一定要及时去医院检查诊断，以免耽误病情。

12　烫伤的误区与紧急处理

烫伤是生活中经常遇到的一种意外伤害，特别是小朋友。热水、热油、热粥、取暖器，甚至是电源插座等都有可能导致烧烫伤。发生烫伤事故后，每个人都希望受伤不严重、尽量减轻疼痛、不留下疤痕和其他后遗症。由于烫伤是一种毫无准备的特殊情况，很容易让人采取一些不正确的处理方法，让情况变得更加严重。

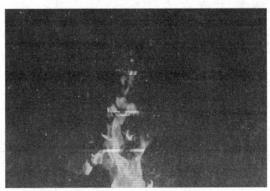

1. 烫伤发生后常见的错误处理方法

（1）冰敷：高温会烫伤皮肤，低温也会冻伤皮肤。烫伤后，受损的皮肤已经失去表皮的保护，不可以直接用冰长时间外敷，以免冻伤局部组织。

（2）抹牙膏：部分牙膏含有薄荷，擦在皮肤上有清凉的感觉，很多家长在烫伤的第一时间想到了牙膏，其实在烫伤后涂抹牙膏，会阻碍热量的散发，加重烫伤。同时给后期医生清创换药带来麻烦。

（3）撒盐、淋酱油或醋：俗话说得好，"别再往伤口上撒盐"，更何况是烫伤呢？比较严重的烫伤，都会出现皮肤表皮缺失，如果在这个时候撒盐，或者淋酱油和醋，都会使疼痛加重。

（4）抹猪油：猪油是一种油脂，同样会阻碍热量的散发，加重烫伤。

（5）强行剥脱烫伤部位的衣物：烫伤后要非常轻柔地去掉烫伤部位的衣物，否则会将烫伤表皮撕脱，加大创面面积。

（6）水疱不弄破或者把疱壁全部撕掉：水疱直径小于2cm，一般不需要处理；若水疱直径大于2cm，或位于关节等活动频繁处及易摩擦处，为避免造成更大的伤口，可用络合碘消毒后，使用无菌针头将疱壁刺破，用无菌棉签排出和吸干疱液，再用络合碘消毒，盖上纱布。需要注意的是，刺破疱壁即可，不要剪除疱壁。疱壁可以作为保护层，减少伤口感染。

2. 烫伤后正确的处理方法

（1）冲冷水：烫伤后，可以将患处置于流动的冷水中，冲洗10～15分钟。流动的冷水可以缓解局部的疼痛，同时带走患处的热量，减少热损伤。

（2）及时去除衣物：在冲洗冷水的同时，可以尝试轻柔去除覆盖在伤口表面的衣物，不可强行硬扯。如果衣物和皮肤粘连，可以使用剪刀剪开衣物，注意不要刺伤皮肤。

（3）适当包扎：最好用无菌纱布覆盖伤口并固定，如果没有干净、无菌的纱布，又不懂得包扎技术的，可以不包扎。

（4）立即拨打急救电话：通过以上简单处理后，宜尽快拨打急救电话，等待救援。

Tips 上述烫伤后处理仅为简单的应急处理措施，并不适用于面积大、烫伤严重的危重患者，尤其是小宝宝。对于严重烫伤的患者，家属应及时拨打急救电话并送往正规医院进行诊治。

13 警惕大便出血

大便出血是一种常见的临床表现，很多人对大便出血不以为然，特别是本身患有痔疮的朋友，总以为大便出血就是痔疮发作所致。其实大便出血并非痔疮独有，它可以见于多种疾病，千万不能掉以轻心。

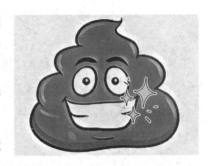

大便出血如何鉴别呢?

1. 内痔

多发生于成人，主要症状为鲜血附在大便表面，或手纸上沾有鲜血，或大便时鲜血点滴而出，一般不含黏液，亦无疼痛，严重者在大便时有喷射样出血，可伴有肛门部坠胀不适。便秘、腹泻、疲劳、饮酒、刺激性食物常诱发痔疮出血。

2. 肛裂

肛裂出血的特点是出血量较少，或粪便表面带血，或便后手纸沾血。肛裂的另一特点是排便时肛门有撕裂样疼痛，便后疼痛可持续数分钟甚至数小时。另外还有长期便秘的症状。

3. 大肠息肉

大肠息肉早期可无明显症状，偶尔大便表面带血，出血量不大。息肉多发或息肉长大时出血量增多，可有黏液血便，并有里急后重感。大肠息肉常见于儿童。

4. 直肠癌

多发生于 40 岁以上人群。最初症状为排便习惯的改变，如排便次数增加，肛门内出现不适或下坠感。可有大便带鲜红色或稍暗色血，量不多，伴有黏液或脓血。后期因癌瘤肿块增大或继发感染，可出现黏液脓血便，里急后重，肛门坠胀疼痛，腹痛，消瘦等。

5. 慢性结肠炎

常表现为大便稀，或夹有黏液，或夹有脓血，伴有腹痛腹泻，每日数次，有一种排便不尽的感觉。

6. 消化道出血

胃及十二指肠溃疡或肿瘤也可以出现大便出血，但其颜色为柏油样，发亮质软，不成形。消化道少量出血时，大便颜色可以没有明显变化，可伴有慢性、周期性和节律性的上腹痛。胃溃疡疼痛多在食后 1 小时左右开始，至下一餐进餐时缓解；十二指肠溃疡则多在餐后 2~4 小时开始，且有夜间痛醒史。

7. 急性细菌性痢疾

也可以出现大便出血，以黏液脓血样大便为主，并有里急后重、腹痛、发热等症状。

Tips 偶尔大便出血可能对身体无大碍，但持续反复大便出血则要引起高度重视，并及时前往医院就诊，争取早期诊断、早期治疗，以免延误病情，酿成严重后果。

三、男性疾病篇

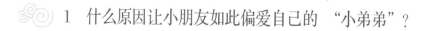

1 什么原因让小朋友如此偏爱自己的 "小弟弟"？

经常有朋友咨询我："我们家孩子经常不由自主地捏弄自己的'小弟弟'，到底是什么原因？会有什么危害吗？"其实作为家长不必过于担心，这是许多小朋友身上经常发生的现象。那么到底是怎么回事呢？

1. 包皮惹的祸

小朋友出生后，随着年龄增长，身体逐渐发育，新陈代谢逐渐旺盛，但包皮发育较慢，不能上翻，并且有一部分小孩本身就有包皮过长，甚至包茎的现象。此时，不断分泌的包皮垢若不能及时清除，积在包皮内，长期刺激引起包皮的炎症，从而产生瘙痒、疼痛不适的感觉。另外，由于包皮过长，排尿时部分尿液常常滞留在冠状沟和包皮内，会导致尿液中的物质沉积在包皮内，也会引起包皮的炎症。

2. 好奇感所致

小朋友在生长发育时，同样对性有好奇感，偶然一次接触到"小弟弟"时会有欣快感，所以一旦无所事事时，就会捏弄"小弟弟"达到一种满足感。

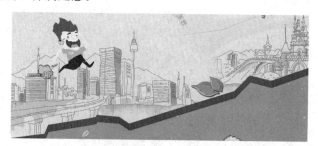

3. 如何纠正这种不良习惯

（1）注意小朋友个人卫生，勤洗澡，勤更换内裤；

（2）及时清洗外生殖器和包皮内的异物。家长应帮助小朋友定期上翻包皮，清洗包皮内分泌物，防止污垢留存；

（3）及时纠正包茎现象。包皮过长时要经常上翻包皮，如果医生确诊为包茎宜及时进行手术治疗；

（4）进行健康宣教：告诉小朋友这种行为不卫生，容易导致疾病的发生；另外，这种行为不雅观，而且会影响小朋友的生长发育。

> **Tips** 小朋友捏弄"小弟弟"的现象很普遍，作为家长要留意小朋友的异常举动，及时发现隐患并采取相应处理措施和健康宣教，切忌一味谩骂和恐吓，以免对小朋友心理造成伤害。

2 是什么怪病，让孩子不敢去上学?

2017年4月的一个周末上午，我诊室里来了两位特殊的宁乡农村人，他们是一位奶奶和一个约12岁的小男孩。老奶奶一进门就说，求医生帮忙看看，不知道孩子得了什么怪病，一没有发热，二没有头痛，既能吃，又能喝，就是总往厕所跑。还不肯去上学，现在已经2个月没去学校了。

听了奶奶不同寻常的描述，我首先让患者去做了相关检查，通过化验血、尿常规，做B超等均无异常发现。再观察患儿：精神萎靡，面色少华，低头不语，经与患儿沟通，患儿现尿频严重，一堂课都不能坚持，还有晚上做梦，疲乏无力，口渴。

经四诊合参，辨证分析，患儿得的是"肾虚尿频症"。因长期观看成人视频，频繁手淫，耗伤肾精，肾气亏虚导致本病发生，治疗以补肾为主。经过四周的连续治疗后，孩子的病情彻底治愈，又回到了他渴望的教室。

大家可能要问，手淫是什么？手淫会导致这么严重的疾病吗？

1. 什么是手淫？

手淫又叫"自慰"，是为了满足性冲动和性好奇，或排解压力的一种自我抚摸的发泄形式。手淫是一种正常的生理现象。成年男女、夫妻长期分居以及生长发育期的青少年都可以出现手淫行为。

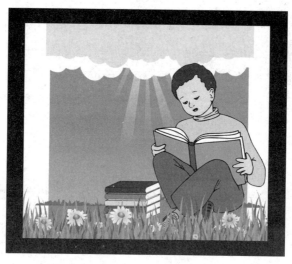

2. 手淫对身体有危害吗？

性成熟的青少年和成年人偶尔手淫（每月 1~2 次）对身体是没有伤害的，反而还可以缓解精神紧张，发泄性的冲动。但是，如果频繁（每月 4~5 次）的手淫，就会对身体造成伤害，如果长期频繁手淫，就会引起尿频、阳痿、不育、失眠、感染、神经衰弱、肾精亏虚等严重后果。

3. 手淫有哪些注意事项？

（1）正确认识和对待青少年的手淫行为，因为这种事情属于个人隐私，许多青少年在手淫时，都会有难为情、恐惧、自卑等心情，但是又不能自我控制。特别是家长和老师，如果发现孩子有手淫现象，不能一味地指责、嘲笑和恐吓，否则可能会使情况恶化。一定要对其进行正确引导，让学生将更多注意力和精力放到学习上来。

（2）给学生传授正确的生理卫生知识，让他们以平常心态对待性冲动和自慰，消除自卑和恐惧感。在网络如此发达的时代，青少年性健康教育显得尤为重要。

（3）注意个人清洁卫生，以免引起生殖系统的感染。

（4）尽量不要手淫，如果无法控制，也不能过于频繁，每月不得超过 2 次。

（5）如果在手淫过程中身体或心理出现任何不适，一定要及时向专科医生求助。

3 是什么原因让 "小蝌蚪" 变得如此脆弱？

有研究表明，在过去 50 年间，全世界男性精子质量均在下降。现在，越来越多的男性患者因精子质量问题就诊。那么，有哪些原因会使男性的精子质量下降呢？

1. 温度

精子的产生与生长需要 35 ℃ 的相对低温条件，高温和寒冷环境都会严重影响生精细胞的功能，同时引起睾丸发生代谢及各种生化与免疫反应导致生精微循环的改变，最终导致睾丸生精障碍，出现精子形态异常，精液质量下降。

2. 射频辐射

高频电磁场和微波统称为射频辐射，电离辐射可导致细胞内外环境中物质电离，使各种细胞器发生损伤，这种损伤可发生在细胞核和细胞质，从而产生各种诱变，造成精子畸形率增高，质量下降。

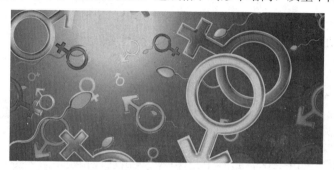

3. 重金属

已证明具有生殖毒性的金属主要有汞、铅、镉等重金属元素，长期大量的接触或摄入会导致精子畸形率明显上升，精子活力下降。

4. 农药与药物

许多农药、除草剂、杀虫剂中有些成分引起精子数量减少、活动力下降和畸形精子数增加，抗癌、激素类、抗生素等药物会损害男性性腺功能，造成精子数量和质量下降，或通过影响性腺的内分泌功能，导致性功能障碍。

5. 有机物与汽车尾气

许多有机物如有机氯化合物、有机磷化合物、双酚 A、邻苯二甲酸酯、苯乙烯、有机溶剂等，这些物质广泛地存在于塑料制品、电子、制药、干洗喷涂及室内装修材料中；汽车尾气中含有多种物质如二氧化硫、二噁英及重金属等，使男性的睾丸形态发生改变、精子数量减少、生精能力降低。

6. 肥胖及长期摄入性激素

黄体生成素（LH）和尿促卵泡素（FSH）与睾酮（T）一起给生精细胞提供营养，促进精子的成熟与释放，以上激素水平降低会引起生精功能受损，精子数目和质量下降，此外，雌激素升高也会导致精液质量下降，成年肥胖男性体内的 FSH 和 LH 水平要明显低于正常男性，故肥胖以及长期乱用性激素也会导致体内激素紊乱，从而导致精子质量下降。

7. 微量元素缺乏

锌、硒等微量元素是精子合成必不可少的原材料，此外精氨酸、果糖等物质亦是合成精子不可缺少的物质。如果微量元素长期摄入缺少或因其他原因引起的微量元素减少，也可以导致精液质量下降。

8. 吸烟、酗酒

烟草中产生的尼古丁和多环芳香烃类化合物会引起睾丸萎缩和精子形态改变。酒精对人体肝脏和男性睾丸都有直接的影响，长期酗酒致使精子畸形率升高，性腺发生退化性改变，睾丸萎缩，导致生殖能力降低。

9. 熬夜、过度劳累

睡眠不规律及长期的过度脑力劳动可引起内分泌紊乱，进而导致精液生成异常，质量下降。

10. 久坐、热水泡澡

办公室族和司机以及久坐缺乏运动者可使睾丸、附睾和精索受压，睾丸、附睾、睾丸内血液循环受到影响，泡热水澡、蒸桑拿、裤子过紧会导致局部温度升高，不利于精子生成。

11. 饮食不当

长期吃芹菜、豆制品等食物亦可对精液质量产生不利影响，目前市面上各种保健品泛滥，有些含有性激素或类似成分，亦会影响睾丸的正常生精功能，未婚未育者在选择时应谨慎。

Tips 男同胞们的"小蝌蚪"如此脆弱，在准备婚育的男性中更应该小心呵护，加强对环境的保护，调整生活方式，保持良好的身体状态都很重要，精子质量下降明显又有生育需求的男性们应及时就医，通过医疗方式改善精子质量。

4 备孕期间宜吃哪些食物（男性篇）？

优生优育是每个家庭都非常关心的问题，能生下健康聪明的小宝宝是准备做父母的人的梦想。正确的备孕方法是实现这一梦想的先决条件，其中又以饮食调理尤为重要，那么男女双方在备孕期间哪些东西宜吃，哪些东西又不宜吃呢？我们将针对男性提几点建议。

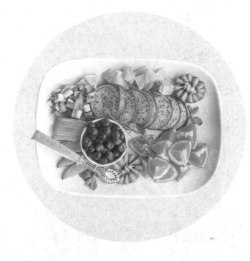

1. 应该怎么吃？

（1）多吃含维生素 E 的食物：食物如鱼肝油、芝麻油、胡麻油中富含此类维生素，可适当选用。维生素 E 是一种强抗氧化剂，能抑制自由基的形成，提高精子质量和受精能力。

（2）多吃含维生素 C 的食物：新鲜蔬菜水果中如青菜、韭菜、橙子、猕猴桃等都富含维生素 C。它是一种天然抗氧化剂，备孕期间适时补充维生素 C 有益于提高精子质量和受精能力。

（3）多吃含精氨酸的食物：食物如鱼、牛肉、花生、核桃等富含此类氨基酸。它是构成精子的主要成分，这种氨基酸能提高精子功能，能增加精子数量、精子活力以及精液量。

（4）多吃含锌食物：补锌可食用虾、牡蛎、动物肝脏、牛奶等食物。锌是精子代谢的必需物质，能提高精子活力。

（5）多吃含硒的食物：适量多吃小麦、小米、虾子等含硒食品，硒是抗氧化剂，能去除氧自由基，提高机体免疫力，有效防治有毒物质（如重金属）对生殖系统的损害。

（6）多吃含果糖的食物：果糖是精浆的重要组成成分，能为精子提供营养和能量。果糖主要存在于以下食物中，如蜂蜜，水果（如梨、葡萄、甜橙）等。

2. 不宜吃什么？

（1）备孕时必须戒烟戒酒。

（2）男性不宜吃芹菜，因芹菜会抑制睾酮生成，从而影响精子数量。

（3）不宜吃豆制品，大豆中的一种黄酮物质可模仿雌激素作用而影响精子活力。

Tips 上述备孕饮食宜忌是针对一般人群，如果男方有某些身体疾病，或身体体质的不同，进行这些食物调理时也要因人而异，最好在专业医生的指导下，制定个性化调理方案。

5　阳痿都是肾虚吗？

阳痿是指阴茎不能勃起或勃起不坚，坚而不久，以致不能完成完整性交过程的一种病症。许多人提到阳痿认为必定与肾虚有关，其实不然。阳痿的常见原因有如下几种。

1. 肾虚

此类患者一般因为素来体虚，肾气不足；或因摄身不慎，房事无节制，恣情纵欲，导致肾精亏虚，日久肾阳不足。常表现为疲劳、怕冷，或有头晕耳鸣，腰膝酸软，小便清长等。

2. 肝气郁结

此类患者一般性格内向，思虑过多，时常心情不舒畅，导致肝气郁结，气血运行不畅。常表现为心情抑郁，烦躁易怒，时常叹气，睡眠质量较差等。

3. 湿热蕴结

此类患者多因平时饮食不平衡，口味偏重，爱食辛辣油腻煎炒等食物，使得湿热内生，壅滞于体内。一般慢性前列腺炎合并阳痿时此类型较多。常表现为阴囊潮湿，瘙痒或有腥臭味，睾丸胀痛，小便黄，尿道口灼痛，或有口苦、困倦等表现。

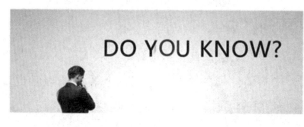

4. 惊恐伤肾

此类患者多曾因房事之中突发情况受到惊吓，心有余悸；或是因为初次性交时顾虑较多，担心不能成功，心理负担过重而致阳痿。常表现为房事方面极端不自信，或是房事之中毫无安全感以致无法完成性交过程。

5. 气血淤阻

此类患者多因久病体内多淤，或者体弱气虚，或者有动脉硬化、糖尿病史、阴部有外伤史、手术史等原因，引起气血淤阻，脉络不通畅，气血无法聚于阴茎而致阳痿。常表现为性欲淡漠，舌质偏暗，有瘀斑等。

6. 心脾两虚

此类患者多因思虑过多，疲劳过度，生活压力大，致心血不足；或者大病之后，伤了元气，气血两虚，身体也越发衰弱。常表现为心悸，失眠多梦，神疲乏力，胃口不佳，时有腹胀，大便偏稀等。

Tips 阳痿是性功能障碍的常见症状，无论是青年还是中老年男性都可发生。但要准确判断是否真的患有阳痿，必须经过专业的医生通过相关检查才能确诊，本病的治疗也只能在医生的指导下进行。

6 试管婴儿如何选择？

近年来由于不孕不育症患者呈逐年上升趋势及二孩政策的放开，辅助生殖技术的应用也越来越广泛，并被大多数人所接受。自从1978年世界上首例"试管婴儿"诞生以来，辅助生殖技术应用于不孕不育症的治疗，到目前为止，全球出生的试管婴儿已经达到约500万人，辅助生殖技术已成为不能自然受孕夫妇的重要治疗手段。

1. 什么是辅助生殖技术？

辅助生殖技术是指通过对卵细胞、精子、受精卵、胚胎的操作处理，进而使不育夫妇妊娠的技术。包括人工授精、体外受精－胚胎移植及体外受精－胚胎移植的衍生技术（即单精子卵胞质内注射、胚胎种植前遗传学诊断/筛查）。

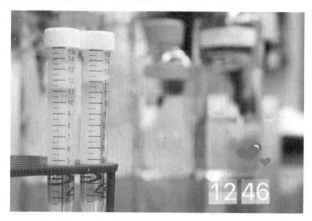

2. 辅助生殖技术有哪些？

（1）人工授精：是指在女性排卵期通过人工方法（非性交方式），将精液放入女性生殖道内，以达到受孕目的的一种技术，包括夫精人工授精和供精人工授精。

（2）体外受精－胚胎移植：俗称"第1代试管婴儿"，是指分别将卵子与精子从人体内取出并在体外受精，发育成胚胎后，再移植回母体子宫内，以达到受孕目的的一种技术。

（3）体外受精－胚胎移植衍生的辅助生殖技术：

1）单精子卵胞质显微注射：即"第2代试管婴儿"，是指使用显微操作技术将精子注射到卵细胞胞质内，使卵子受精，体外培养到早期胚胎，再放回母体子宫内发育着床。

2）胚胎种植前遗传学诊断/筛查：即"第3代试管婴儿"，是指在体外受精-胚胎移植的胚胎移植前，取胚胎的遗传物质进行分析，诊断是否有异常，筛选健康胚胎移植，防止遗传病传递的方法。

3. 如何选择辅助生殖技术?

（1）如何选择人工授精?

1）选择夫精人工授精的适应证：①男性性功能障碍（阳痿、早泄、不射精等）；②中度少弱精症；③精液液化异常；④输精管复通失败；⑤男性生殖器畸形等；⑥女性宫颈性不孕；⑦轻中度子宫内膜异位症；⑧女性性交困难（如女性生殖道畸形、盆腔疾患、心理因素等）；⑨免疫性不育；⑩不明原因性不育等。

2）选择供精人工授精的适应证：①睾丸性或梗阻性无精子症；②严重的少弱精子症及畸精子症；③射精障碍；④男方有不宜生育的严重遗传性疾病的家族史；⑤母儿血型不合，不能得到存活的新生儿等。

（2）如何选择试管婴儿?

1）选择第1代试管婴儿的适应证：①女方卵子运送障碍（如双侧输卵管阻塞、输卵管阙如、严重盆腔粘连等造成输卵管功能丧失）；②排卵障碍及多次人工授精治疗后仍未获得妊娠者；③严重子宫内膜异位症者；④男性的精液经过多次人工授精治疗仍未获得妊娠（如轻度少弱畸精子症或复合因素的男性不育）；⑤免疫性不孕或不明原因性不孕等。

2）选择第2代试管婴儿的适应证：①第1代试管婴儿治疗后多次失败的夫妻；②严重的少弱畸精子症；③不可逆的梗阻性无精子症；④生精功能障碍（排除遗传缺陷疾病所致）；⑤免疫性不育；⑥精子顶体异常者等。

3）选择第3代试管婴儿的适应证：①夫妇任一方存在染色体

异常可能遗传给下一代（如罗氏易位、性染色体结构异常、染色体倒位等染色体疾病）；②夫妇任一方存在单基因遗传病的家族史可能遗传给子女（如 α/β-地中海贫血、苯丙酮尿症、软骨发育不良、多囊肾、囊性纤维变、脊肌萎缩症、血友病、进行性肌营养不良等单基因遗传病）。

Tips 辅助生殖技术应是在保守治疗及其他治疗方法均无效的情况下选择。正确的辅助生殖方法应在专业医生的指导下进行选择，除了考虑病情外还需结合个人的经济实力及生育条件等。能选择简单的辅助生殖技术尽量简单化，不能则选择复杂的辅助生殖技术，拥有一个属于自己的健康宝宝。

7 精液量越多越好吗？

很多人觉得男性的精液量越多越好，认为精液量越多生育能力就越强，甚至性能力也越强，其实，这是一个误解。男性每次射出的精液，不全是精子，里面还掺了不少"水分"。精液是由精子和精浆组成的，精子约占 5%，精浆约占 95%。作为含有营养和保护成分的液体，精浆为精子的游动保驾护航。

精子在睾丸中产生，精浆主要由前列腺、精囊腺和尿道球腺等附属腺体分泌，其中 60% 是精囊液，30% 是前列腺液，还包括少量睾丸液、附睾液等。

平时，精子和精浆"各安其位"，性生活时，精子随着输精管的节律运动被输送到尿道的前列腺部，在这里混入前列腺液和精囊液。当这里的精液量增加到一定值时，随着盆底肌肉的一系列收缩，精液就被射出体外。

所以，平时看到的射精量多少，其实跟精子数量没多大关系，主要是精浆的多少，射出精液量多并不能代表生育能力强。男性性功能与年龄、雄激素和雌激素水平、体力和精神状态等因素有关，与精液量的多少没有直接关系。

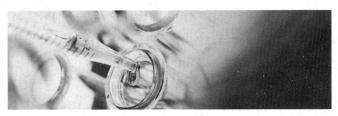

正常男子一次排出的精液量通常为 2～6mL，少于 2mL 则认为是精液量过少，超过 6mL 则过多。如果把精液量和精子的关系比喻成河水和鱼，在鱼数量一定的情况下，河水越多，鱼就显得越少了。因此，精液量多反而会导致精液稀薄、精子数相对少，导致其活动率、活力低下。

精液量增加，可能是生理性的，主要原因是男性禁欲时间过长。长时间禁欲，精液量会增多，颜色发黄，也会导致精子活力下降。这种情况只需适当增加性爱频次即可。如果不是这种情况，就要查查是不是前列腺炎、精囊炎或垂体促性腺激素分泌过多导致的。

Tips 精液量过多或过少都不是好事。建议男性朋友平时多吃新鲜水果和蔬菜、保持体重、坚持锻炼、有规律地作息、戒烟戒酒，让精子更健康、更有活力。

8 附睾囊肿影响生育吗？

附睾囊肿又称精液囊肿，是发生于附睾的囊性病变，内含精子和液体。常发生于附睾的顶端。

1. 如何诊断?

多有阴囊坠胀感，偶有掣痛感，极少数会出现持续疼痛不适，如有感染可出现阴囊红肿疼痛，局部触诊可扪及小结节，睾丸彩超提示睾丸或附睾部发现液性暗区，此病病变发展缓慢。

2. 有哪些危害?

（1）影响精子质量。

（2）影响性生活质量，因性生活后可能出现局部不适。

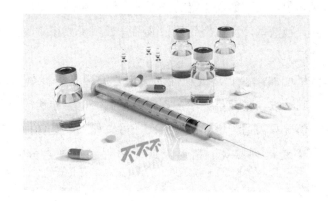

3. 如何治疗?

附睾囊肿治疗要看具体情况，要根据囊肿的性质，大小，有无并发症及炎症等情况确定治疗方案，单纯的小囊肿无不适症状，一般无须进行特殊的治疗，可定期随访观察。体积较大（直径大于1cm）或有明显坠胀疼痛者，或还有生育需求且精液常规检查不正常者，或影响性生活者可考虑手术治疗。

4. 如何预防?

（1）避免性生活过频，规律作息。

（2）不要憋尿，并积极治疗避免生殖系感染。

（3）保持心情舒畅，勿过度劳累。

（4）积极治疗泌尿生殖系统的炎症和其他疾病。

Tips 附睾囊肿是一种常见的男科疾病，囊肿较小，且无明显症状时，无须治疗，预防就好，不必过分紧张，只要定期约 B 超检查即可。

9 男性也有更年期？ 这些征兆告诉你

提到"更年期综合征"，我们都不陌生，但大部分人都认为只有女性才会患上这种疾病，其实不然。更年期是由中年步入老年的过渡时期，接近 40％ 的中老年男性也会出现不同程度的更年期症状和体征。那么，男性更年期综合征到底有哪些表现？该如何防治呢？

1. 主要表现

（1）皮肤改变，脂肪沉积

更年期男性的体毛减少，皮肤变得松弛、干燥，常常自觉瘙痒；内脏脂肪沉积，腹型肥胖最为明显。

（2）体力差，易失眠

处于更年期的男性会出现体力下降、疲倦乏力、腰酸腿软；容易出汗、心悸、失眠，甚至出现睡眠障碍；记忆力减退，反应迟钝。

（3）情绪多变

这一时期的男性情绪不稳定，可出现感情淡漠、对生活悲观失望；也可出现性情急躁、多疑猜忌等情绪变化。

（4）性功能减退

雄激素水平下降会导致更年期男性的性欲减退、性活动减少、勃起功能下降等情况。

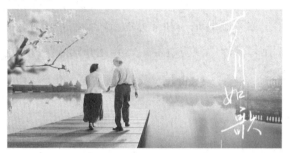

2. 自我防治方法

（1）规律作息

1）坚持早起：一日之计在于晨，长期坚持早起不仅能让人精神饱满，还能提高记忆力，快速进入学习和工作状态。

2）适当午休：建议午间平躺休息 30～60 分钟，以缓解因大脑供血不足而产生的疲惫感。

3）避免熬夜：经常熬夜会引起身体各系统功能紊乱，加重更年期病情，因此提倡每晚在 22：00 点前就寝，且保证 7～8 小时的充足睡眠。睡前泡脚、喝一杯热牛奶都是促进睡眠的好方法。

（2）适当锻炼

坚持每天适当运动不仅能增强心血管功能和呼吸系统功能，还能增强体质、有效减轻精神压力。更年期男性进行有氧运动最佳，例如：散步、慢跑、游泳、打乒乓球等。

（3）合理饮食

1）限制高糖、高脂食物及盐的摄入量，有效防止心血管疾病；

2）避免过食辛辣刺激食物，防止加重异常情绪；

3）宜多吃高蛋白食品，如：鸡蛋、牛奶、豆类，满足机体对蛋白质的营养需求；

4）宜多吃富含维生素及钙质的食物，如：新鲜的蔬果、鱼虾等，可以延缓皮肤和骨骼老化。

5）合理安排三餐时间：7：00～8：00吃早餐最合适，因为这时人的食欲最旺盛；午餐在11：30～13：00为宜，此时身体对能量的需求最大；晚餐在17：30～18：00吃最好，且应尽量少吃。

（4）调节情绪

更年期男性的情绪波动大多源于压力，所以舒缓压力是现代男性需要学习的重要课程。因工作或生活产生不良情绪时，应想办法及时宣泄：

1）自我劝导，如换个角度思考，积极面对问题；

2）借助他人进行情绪"释放"，如与家人或朋友聊天，或咨询专业心理医生；

3）多参加集体活动与户外活动，如唱歌、跳舞、垂钓等。

（5）药膳调理

1）口干明显者，可用西洋参、枸杞、莲心等泡水喝，也可将黑木耳、黑米、黑芝麻、黑豆等黑色食物炖汤食用。

2）怕冷、腰膝酸软明显者，可多吃韭菜、羊肉、鲈鱼、干贝、泥鳅、牛骨等补肾壮阳的食物。

Tips 男性更年期综合征是一个关系到中老年男性身体和心理健康的双重问题，积极且个性化的综合治疗，可以极大地缓解中老年因男性更年期带来的各种烦恼，而且对其改善生活质量也有非常积极的意义。男性更年期综合征的治疗，应该遵循个体化的原则。

10　你了解逆行射精吗？

正常情况下，男人的精子通过男性生殖道—女性阴道—宫颈—子宫—输卵管遇到卵子，然后结合形成胚胎，发育成胎儿。但是逆行射精男人的精子则顺着尿道逆行至膀胱内，无法射出体外，影响生育。

1. 哪些情况会导致逆行射精呢？

（1）先天性疾病

包括先天性宽膀胱颈、尿道瓣膜症、膀胱憩室等。

（2）尿道病变

严重的外伤性尿道狭窄或炎症性尿道狭窄，也可因长期排尿梗阻引起尿道内口括约肌无张力或扩张，导致精液逆流。

（3）其他疾病的影响

如巨大膀胱结石、脊髓损伤、糖尿病等引起交感神经病变而影响膀胱颈的关闭，亦可造成逆行射精。

（4）手术损伤

膀胱颈切除术、前列腺切除术、双侧腰交感神经切除术、直肠癌切除术、盆腔淋巴结清扫术、腹主动脉瘤切除术后均可造成逆行射精。

（5）药物

利舍平、胍乙啶等肾上腺素能阻滞剂会使平滑肌收缩无力而出现逆行射精。

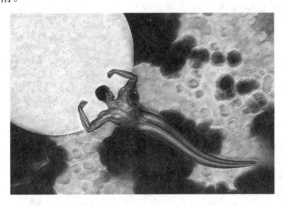

2. 逆行射精症患者还能当上爸爸吗？

大部分逆行射精患者经过药物、手术等治疗可以正常射精，和配偶同房自然生育。建议逆行射精症患者一定要选择正规医院及时治疗，避免拖延而使病情加重。

3. 逆行射精该如何治疗呢？

（1）手术治疗

手术疗法有膀胱颈 Y - V 成形术、重建内括约肌等，以恢复正常射精。

（2）保守治疗

常用西药有盐酸麻黄碱、昔奈福林、丙咪嗪、去氧肾上腺素、米多君、左旋多巴等。

（3）中医治疗

中医通过辨证选用补肾、理气、化湿利浊功效的药物治疗，往往有较好的疗效。

Tips 治疗逆行射精的方法很多，可根据病因选择药物治疗、手术治疗、行为治疗等方法。对于尚未生育的患者，在选择治疗方法的同时，要优先考虑生育问题的解决。

11 前列腺炎如何防治？

前列腺是男人最大的附属性腺，它位于膀胱与尿道之间。前列腺每天都能分泌一些对人体有用的物质，我们称之为前列腺液，前列腺液是精液的一部分。由于前列腺组织结构和生理功能的特殊性，一旦发生炎症和感染就难以痊愈。大约有百分之五十以上的男性曾患过前列腺炎。

1. 慢性前列腺炎有哪些主要表现呢？

慢性前列腺炎常见于中青年男性，主要表现有尿频、尿急、尿痛，尿道溢出少量白色分泌物，伴有会阴、睾丸、腰骶、小腹、腹股沟等部位疼痛不适。临床上将前列腺炎分为急性和慢性两大类，具体分为四型，Ⅰ型：急性细菌性前列腺炎，Ⅱ型：慢性细菌性前列腺炎，Ⅲ型：慢性非细菌性前列腺炎和慢性盆腔疼痛综合征，Ⅳ型：无症状性前列腺炎。其中非细菌性前列腺炎较细菌性前列腺炎多见。

2. 前列腺炎又是如何引起的呢？

（1）病原体感染：不洁性生活或不注意会阴部清洁卫生，细菌、支原体和衣原体等病菌经尿道进入前列腺，或身体其他部位的感染、病菌漫上至前列腺均可引起前列腺的感染和炎症；

（2）不良的生活习惯：如长期吸烟、酗酒、嗜食辛辣刺激食物、久坐、盆底肌肉长期挤压（如长时间骑自行车和开车）和憋尿等也可能诱发前列腺过度充血而引起前列腺肿胀，导致慢性炎症的发生；

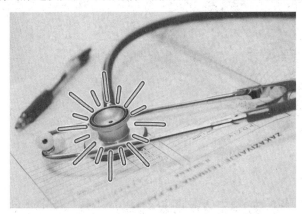

（3）性生活失度：性生活过度或频繁手淫均可引起前列腺反复充血，引起慢性炎症；长期压抑性冲动，过度节制性生活或忍精不射，败精淤积在前列腺内不能及时排泄出去，也可引起前列腺炎。

3. 怀疑有前列腺炎该做哪些检查？

因为前列腺炎的临床表现和症状复杂多变，因人而异，所以诊断前列腺炎的检查项目也不尽相同，但主要的检查有：前列腺液常规，前列腺液细菌培养和药敏，尿常规，血常规，B超，CT等。

4. 前列腺炎该怎么治疗？

首先要进行临床评估，确定前列腺炎的类型，针对不同病因、不同类型选择相应的治疗方法。对疾病的错误理解、不必要的焦虑以及过度节欲都会使病情加重。慢性前列腺炎病情发展还可引起性功能障碍、男性不育等并发症。目前还没有一种简单的方法能够治愈本病。一般多采取中西医结合的综合治疗方法，中医药治疗本病有一定优势。保持轻松乐观的心态对本病治疗有很大帮助。

5. 前列腺炎如何自我调护呢？

（1）禁酒，少食肥甘及辛辣刺激食物。

（2）生活有规律，注意劳逸结合，不要久坐或久骑自行车。

（3）避免频繁的性冲动和性生活，戒除手淫，也不要过度禁欲，要适当控制性生活频率，患病期间性生活以每月2~3次为宜。

（4）调节情志，乐观开朗，树立战胜疾病的信心。

（5）加强身体锻炼，增强体质，提高机体免疫力和抵抗力。

（6）适当多饮水，增加尿量，加快前列腺分泌物的排泄，尽量不要憋尿。

（7）少穿紧身内裤，特别是夏天，尽量使外阴部保持通风凉爽。

（8）积极治疗原发病灶和相关疾病，如尿道炎、膀胱炎、肾盂肾炎、尿路结石、扁桃体炎、牙周炎、前列腺增生症等，除去诱因。

Tips 现在网络、不正规药店盛传"前列腺炎秘方、土方、妙方"，请各位朋友们不要跟风盲目相信。一定要去正规的医院和专科做全面的检查和评估，在医生的帮助下，制定出个体化的治疗方案，尽快治愈这一难治之疾。

12　前列腺炎为何那么难治？

在门诊接诊过许多慢性前列腺炎的患者，这其中部分患者治疗效果较好；部分患者却效果不理想；还有的患者在治愈之后又反复发作。对于病情缠绵，反复难愈的患者，不仅其身体饱受痛苦，心理压力也很大，有时痛苦不堪。为什么前列腺炎这么难治呢？

慢性前列腺炎既是一种常见病、多发病，又是一种难治之症。这主要与以下几个方面因素有关：

1. 前列腺特殊的解剖结构

前列腺位置处于隐蔽深处，其每天分泌的前列腺液部分需经前列腺导管排泄至尿道，然后再排出体外。前列腺中央区的导管与射精管平行进入尿道，分泌物容易排出，而外周区的前列腺导管与尿道成直角或斜行进入尿道，分泌物不易顺畅排出，分泌物容易淤积在前列腺内成为感染的病灶。

由于前列腺位置深而隐蔽，腺体内的局灶性炎症不易被发现和诊断，而病灶周围有纤维化瘢痕组织包绕，且前列腺腺体表面有一层脂质膜，药物不容易渗透至前列腺组织内，影响药物的治疗作用。另外，腺体内的感染病灶不一定与尿道相通，炎性渗出物难以引流至尿道，也使炎症难以消散。

再者，慢性前列腺炎往往与慢性尿道炎、慢性膀胱炎、慢性精囊炎、慢性附睾炎等同时存在，这些相邻器官的病变相互影响，互为因果，也使前列腺炎的病情变得缠绵难愈，复杂多变。

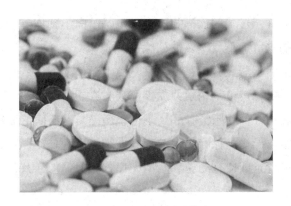

2. 生理病理因素

（1）青壮年男性性欲旺盛，由于频繁的性冲动或频繁的性生活和手淫，使前列腺反复充血，容易引起病菌感染或炎症反应；未婚男性缺乏有规律的性生活，使前列腺液难以定期引流出来，也容易产生淤积，引起炎症。

（2）并非所有慢性前列腺炎都是由细菌感染所致，还有其他病原微生物如病毒、衣原体、支原体、霉菌、滴虫等，还有无菌性前列腺炎。有的临床医生往往一见到前列腺炎就大量长期应用抗生素，使有些不是因细菌感染引起的前列腺炎不但治疗无效，反而产生一些药物的毒副作用，给患者身心造成伤害，使患者对疾病治愈失去信心。

（3）由于慢性前列腺炎反复发作，给患者心理造成很大压力，日久导致患者肝气郁结，出现心理障碍，甚至出现精神障碍，不利于疾病的恢复。

3. 其他因素

慢性前列腺炎在好转或治愈后，容易受其他因素的影响和干扰而复发或加重。主要有以下几个方面：

（1）人体其他部位的病变如感冒、泌尿系感染等都可以使前列腺炎复发或加重。

（2）饮食：过多的饮酒和进食牛肉、羊肉、狗肉等发物以及辛辣刺激食物也可加重或诱发前列腺炎。

（3）生活起居无常：过度劳累、性生活过于频繁、长期压抑性欲、忍精不射等，也是诱发或加重前列腺炎的因素之一。

（4）滥用补肾壮阳类补品，不但于病无益，反而加重病情。

这就明白了，为什么慢性前列腺炎难治，为什么同样是慢性前列腺炎的患者，即使有的患者病情和症状相似，但治疗的效果却千差万别。

Tips 想要有好的治疗效果，前提是准确地诊断疾病、判断病情和正确的治疗方法，但是患者的配合和调护尤其重要。如果患者积极配合医生、遵照医嘱进行规范治疗、注意生活起居、注意饮食宜忌、保持乐观心态，那么前列腺炎将会离我们远去。

13 如何提高精子质量？

在国家二孩政策的号召下，越来越多的人准备生育二孩。然而很多夫妻在努力了半年甚至更长时间后依然一无所获，前往医院检查才发现问题在于男方的精子质量过差，无法完成生育大计。那么究竟有哪些原因会影响男性精子质量导致男性不育？又该如何防治呢？

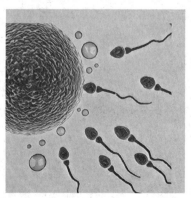

1. 导致男性不育的原因

（1）生殖系统的异常：①生殖系统炎症，如前列腺炎、精囊炎、输精管炎、睾丸附睾炎、附睾结核等；②精道异常。输精管堵塞和精索静脉曲张是最常见的精道异常疾病，两者均可导致精子生成障碍。

（2）内分泌紊乱：①高泌乳素血症；②甲状腺功能减退症；③原发性肾上腺皮质功能减退症。

（3）环境因素：①长时间电离辐射；②接触杀虫剂；③接触和食用重金属污染的水源和食物；④接触有机溶剂，如香蕉水、汽油等。

（4）不良生活习惯：①频繁的热水浴，使睾丸温度上升，影响精子的生成；②长期穿紧身裤，阴囊散热出汗受阻，睾丸局部温度升高，影响精子的生成；③经常骑自行车，车座正好压迫尿道、阴囊、会阴部位，使上述部位充血，可影响睾丸、附睾、前列腺和精囊腺的功能；④吸烟和饮酒，烟叶中的尼古丁有降低性激素分泌和杀伤精子的作用。酒精亦能影响精子的生成，慢性酒精中毒者中，70%的精子发育不良或丧失活动能力。

2. 男性不育的预防与调护

（1）及时发现并积极治疗原发疾病：如精索静脉曲张、附睾炎、精囊炎、输精管炎、勃起及射精功能障碍、生殖器官畸形、内分泌异常等。

（2）避免服用具有生殖毒性和影响精子生成与发育的药物或食物：如抗癌药、皮质激素类、环孢类、米诺环素、庆大霉素、雌激素、抗风湿药雷公藤、棉籽油、芹菜、豆类制品等。

（3）避免接触影响睾丸生殖功能的化学因素和物理因素：如金属类的铅、镉、锰、汞、砷、杀虫剂、除锈剂、食品添加剂、食品着色剂、放射线、电磁辐射等。

（4）改变不良的生活方式：如饮酒、吸烟、极限运动、穿紧身裤、经常泡热水澡、桑拿浴、久坐、长时间开车、长时间夹腿等。

（5）多吃对精子有益的食物：如苹果、葡萄、西红柿、泥鳅、核桃等。

（6）适当进行体育锻炼：如游泳、跑步、打球等。

Tips　男性不育是目前男性生殖健康面临的重大问题，其发病原因复杂多样，因此，治疗男性不育最主要的是要明确病因，制定针对性的治疗、预防及调护方案。特别提醒大家，由于精子的生长周期大约为 3 个月，所以治疗精子异常一般 3 个月左右才能看到明显效果，病友们应该正确对待，不可操之过急或病急乱投医。

14　过度手淫危害多

男科门诊经常会遇到一些年轻的患者，他们一进诊室就说自己性功能低下、阳痿，详细询问其病史，绝大多数患者都有过度手淫的经历。那么什么是过度手淫？过度手淫有哪些危害呢？

1. 什么是过度手淫？

手淫，又称自慰，是指个体用手或借助其他工具抚弄生殖器满足自身性欲的行为。无论男女，进入青春期后，由于心理和生理的改变，都会自然地产生性冲动和性要求，开始有意或无意地手淫。不同年龄的人都会有手淫行为，在青少年中较为普遍。一般而言，每月 1~2 次的手淫属正常范围。如果手淫过于频繁，甚至每周 1 次以上者，即可以称为过度手淫。

2. 过度手淫的危害

（1）损伤生殖器官

　　常见的为包皮和包皮系带裂伤出血，偶有海绵体损伤等情况；不少人手淫时不重视生殖器官的卫生，一旦受伤，就容易继发感染，形成痛性瘢痕，影响婚后正常性生活，严重者可能导致阳痿；同时，长期手淫导致前列腺部位反复充血，加重前列腺的负担，容易引起病菌感染，从而引发前列腺炎，出现尿频、尿急、尿痛、尿余沥不尽、下腹或会阴部胀痛不适等症状。

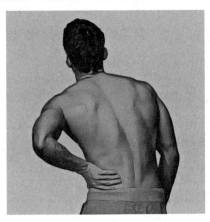

　　（2）影响心理健康

　　长期手淫可导致阴茎局部敏感性降低，正常性交时容易出现阳痿、不射精等症状，造成性生活时心理压力增大，思想负担加重，甚至出现意志消沉、抑郁、自卑等心理问题，影响人际交往。中医认为过度悲观紧张、情志不畅、肝气郁结，日久致气血瘀滞或损伤肝阴，又因肝肾同源，肝肾亏虚，精液生化不足，从而出现精少、精弱、阳痿、早泄等症。

　　（3）影响身体健康

　　很多人青少年时期就开始频繁手淫，过度手淫或过度射精消耗了人体生长的荷尔蒙，从而引起阴茎短小、早泄等一系列的性功能障碍问题。中医认为，过度手淫导致精液耗损过度，精液与脑髓、骨髓同出一源，皆由肾精所化，过度耗精会导致脑髓不足，骨髓空虚，出现身体疲乏无力、精神萎靡不振、记忆力下降、失眠、多梦、阳痿、耳聋、耳鸣、腰膝酸软等一系列脑髓失养和骨髓空虚的症状。

Tips 手淫其实是一种正常的生理现象，是青春期性成熟的表现，适度手淫对于性发育成熟的人来说，可以解除因紧张引起的不安和躁动，尤其对残疾人和独居者缓解性需求有一定帮助。但过度手淫对身心危害较大，一定要禁止或节制。

15 如何看懂精液常规？

有研究表明，近年来男性不育的发病率逐年增高，目前在育龄男性中不育症发病率为 10％~15％，男性不育的主要原因是精子质量下降，了解精子质量优劣的主要检查方法是做精液常规检测。那么如何看懂精液常规呢？

根据世界卫生组织规定的正常精液标准，判断精液是否正常可以从以下几个方面进行分析。

1. 精液量

正常值为 1.5~6mL。大于 6mL 时为精液量过多，小于 1.5mL 为精液量过少。

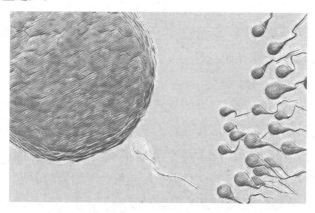

2. 颜色和气味

一般刚排出的精液正常为灰白色或略带淡黄色，自行液化后为半透明的乳白色或灰黄色，长时间未排精者的精液则略带淡黄色。如果精液呈黄色则提示可能有生殖道或附属性腺炎症，呈粉色或红色且显微镜下见红细胞者为血性精液，常见于附属性腺、后尿道的炎症，偶可见于结核或肿瘤。

3. 酸碱度

精液正常的 pH 值为 7.2~8.0，呈弱碱性。小于 7.2 见于慢性附属性腺炎症或射精管梗阻或受尿液污染；大于 8.0 见于急性附睾炎、精囊炎症或标本陈旧。

4. 液化时间

精液排出体外后，一般在 15~30 分钟后会逐渐液化。如果 30分钟后精液仍不液化者属于异常，多见于前列腺炎和精囊疾病等。

5. 黏稠度

待精液完全液化后测定黏稠度，将玻璃棒接触已经液化的精液，提起玻璃棒，观察拉丝长度。拉丝长度超过 2cm 应记录为异常的黏稠度。过高的精液黏稠度可影响精子的运动。

6. 精子计数

一般以每毫升精液中的精子数量（又叫精子密度或精子浓度）表示。正常计数大于 15×10^6/mL。精子密度小于 5×10^6/mL 者称为重度少精子症；精子密度大于 5×10^6/mL 而小于 15×10^6/mL 者为少精子症，可见于各种原因导致的生精功能障碍，由于精子密度太低，精子进入子宫腔及输卵管的机会减少可致生育力低下或不育；如精子密度大于 250×10^6/mL 为多精子症，精子密度过高，也会影响精子活力而导致不育。

7. 精子形态

正常精子如蝌蚪状，由头部、体部、尾部三部分构成。正常形态的精子应大于 50%，如果畸形精子率大于 50% 则提示睾丸病变，其病因可能有感染、外伤、性激素失调等。

8. 活动力

正常情况下，前向运动精子数（PR）≥32%、前向运动＋非前向运动精子数（PR＋NP）≥40%。

9. 存活率

精子存活率是指每次排出体外的精子中活精子的比率，正常情况下排精后 2 小时内，活精子数≥58%。导致精子活动力及存活率降低的常见原因有生殖系统炎症、精索静脉曲张、精液中存在抗精子抗体等。

Tips　导致不孕不育的原因是多方面的，精子质量异常只是其中原因之一。精液检查时有许多注意事项：如患者取精液标本前应禁欲 3~7 天；取标本前注意外生殖器局部卫生；精液标本需要观察 2 小时，所以建议应在上午 10 点之前，下午 4 点之前取好标本并立即送检；精液标本取出来后要注意保温，放置贴身内衣口袋处，特别是冬天，气温过低会影响精子的活力和活率。

16　要生健康宝宝，这些检查必须做

为了生一个健康的宝宝，无论是第一胎还是准备生育第二胎的夫妻，一定不能操之过急，不仅要有心理准备、物质准备，更要有

身体上的准备。在怀孕前必须对双方的身体做一些针对性的检查。

1. 双方都要做的检查

（1）常规体格检查。

（2）血、尿常规，ABO溶血，肝、肾功能等。

2. 女性检查项目

（1）阴道或宫颈分泌物常规＋培养：筛查有无阴道炎症。

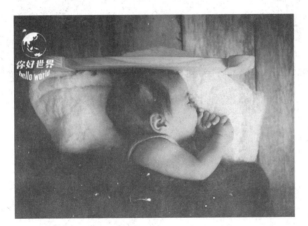

（2）甲状腺功能全套检查：无论甲状腺功能亢进或甲状腺功能减退均可能导致流产、早产、胎儿宫内发育迟缓、死胎死产、子代内分泌失调及神经系统发育不全、智力低下等。

（3）优生优育全套：包括风疹IgG抗体、单纯疱疹Ⅰ型－IgG抗体、单纯疱疹Ⅱ型－IgG抗体、巨细胞IgG抗体、弓形体IgG抗体、风疹IgM抗体、单纯疱疹Ⅰ型－IgM抗体、单纯疱疹Ⅱ型－IgM抗体、巨细胞IgM抗体、弓形体IgM抗体。可了解是否有病毒或其他感染，女性的感染可能引起胎儿感染或导致流产、早产、死胎或畸胎。

（4）其他检查：包括性激素全套、宫颈HPV（人乳头瘤病毒）等。

3. 男性检查项目

（1）生殖系统常规检查：包括阴茎、睾丸、附睾、前列腺等的检查。

（2）前列腺液常规及培养：生殖系统感染时会影响精子质量从而导致不育。

（3）精液常规：了解精子质量。如发现精液常规异常，则需做进一步检查。

（4）其他检查：主要包括内分泌检查、性激素检查等。

Tips 　孕前检查一般建议在孕前 3～6 个月进行，包括夫妻双方。女方的孕前检查最好是在月经干净后 3～7 天之内进行，注意检查前最好不要同房。无论男方女方，一旦孕前检查发现异常，则应及时就诊，待异常结果得到纠正后方可怀孕。

17　烦人的 "生殖器疱疹"

生殖器疱疹是一种常见的慢性、复发性、很难彻底治愈的性传播疾病，由于本病难以根治，给患者生理和心理都造成极大困扰。不少患者患病后忧心忡忡，心理压力很大。那么生殖器疱疹到底该如何防治呢？

1. 什么是生殖器疱疹？

生殖器疱疹是单纯疱疹病毒 HSV 感染外阴、肛门生殖器皮肤黏膜引起的性传播疾病。本病难以根治、易于复发，复发频率因人而异，每年可复发 3～4 次或更多。

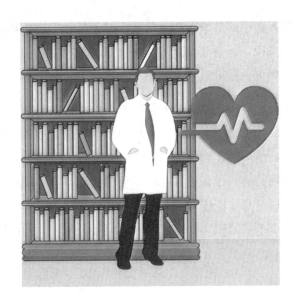

2. 生殖器疱疹传染吗？

生殖器疱疹是一种性传播疾病，主要传播途径是性传播，当出现生殖器疱疹皮损时应避免与未感染生殖器疱疹的性伴侣发生性行为。当患者无局部皮损时，也可能有传染性，正确和坚持使用安全套可以减少生殖器疱疹传播的风险。

3. 生殖器疱疹可以治愈么？

生殖器疱疹是一种病毒性疾病，目前尚无特效方法及药物彻底治愈本病，并且许多初发的生殖器疱疹患者，临床症状不典型，早期容易漏诊和误诊，只有反复发作时才会进行治疗。由于本病的复发与多种因素有关，因此，应在专业医生的指导下规范治疗，减少复发的频率并缩短病程。

4. 生殖器疱疹患者能生育吗？

由于生殖器疱疹容易导致女性患者在怀孕期间引起胎儿畸形、宫内发育迟缓、死胎或自发性流产等后果，所以无论是否感染过本病，夫妻双方在孕前都应做此项检查。对于已经感染生殖器疱疹的患者，一般来说，经过正规治疗，生殖器疱疹病毒检查呈阴性时，在医生的指导下，是可以考虑怀孕和生育的。

Tips 生殖器疱疹是一种病毒感染性疾病，目前尚无特效药物及方法完全治愈本病，许多因素可以加重病情并导致复发，如紧张、劳累、心情抑郁、感冒、女性月经来潮、性生活频繁、其他系统疾病、服用药物、过食肥甘厚味及吸烟喝酒等。养成良好的生活习惯、适当进行身体锻炼、保持良好的心理状态、尽量避免诱发因素，可以减少生殖器疱疹复发的频率和缩短病程。

18　蛋蛋痛，要慎重

相信不少男同胞们都有过或轻或重"蛋蛋"疼痛或者不适的经历，有的人因为疼痛时间不长，或者疼痛不是很严重而忽视，还有的人认为这是难言之隐而讳疾忌医，因此可能错过最佳的就诊时机，导致疼痛加剧，甚至"忍痛割蛋"，那么睾丸疼痛，都有哪些原因呢？

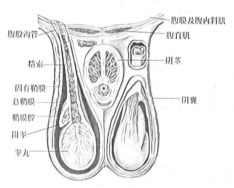

1. 局部炎症

泌尿生殖系统的炎症都可以引起睾丸不适和疼痛。如慢性睾丸炎、附睾炎、附睾结核、慢性前列腺炎、精索炎等，通过相关检查可以鉴别出是何种原因所致。

2. 睾丸扭转

睾丸扭转是男科常见急症之一，自新生儿至70岁老人都可发生，大部分发生于12~20岁，一般发病前几小时有剧烈活动，或睾丸受过外力，睡眠或安静时突然发生睾丸剧烈疼痛是本病的主要表现。

3. 睾丸损伤

睾丸损伤大多与遭受暴力、车祸等有关，也可能是戏闹时无意中损伤，疼痛可轻可重。体检时有睾丸肿胀、轮廓不清或阴囊瘀血，压痛明显，B超和CT不但有助于本病的诊断，而且可明确睾丸损伤的部位和范围。

4. 睾丸缺血

睾丸缺血性疼痛多见于老年人，疼痛较剧烈、活动时加重，休息时缓解。睾丸缺血性疼痛多为动脉粥样硬化所致，多为单侧病变，左侧较右侧多见。

5. 各种肿瘤

睾丸、附睾和输精管等泌尿生殖系统的各种良、恶性肿瘤也可以引起睾丸疼痛，肿瘤所致的睾丸疼痛一般为渐进性。通过B超等检查可以早期发现肿瘤位置、大小以及性质。

6. 精索静脉曲张

精索静脉曲张也可引起同侧的睾丸疼痛，疼痛一般不剧烈，呈隐痛性，久站久行或剧烈运动后疼痛加重，平卧休息后疼痛减轻或消失，通常发生于左侧。

 Tips　由于蛋蛋部位较隐蔽，其病变早期难以及时发现，如果出现经常或持续不减的蛋蛋疼痛等不适，应引起重视，并及时前往医院找专科医生咨询，以免延误病情。

19　男性小腹痛可能是这些病

在日常，常有小腹痛的男性患者前来就诊，大部分患者都以为自己是患前列腺炎症。其实，小腹疼痛并不一定都是前列腺炎所致，还可能是其他原因。

1. 慢性前列腺炎

慢性前列腺炎是男性小腹痛最常见的疾病，多发于青壮年，患者可出现不同程度的尿频、尿急、尿痛、尿不尽、尿道灼热，腰骶、小腹、会阴及睾丸等处坠胀隐痛。

2. 结石

膀胱和尿道结石可引起小腹痛，可伴血尿以及排尿中断，疼痛性质一般为胀痛或绞痛，有时疼痛可放射至外阴部和大腿内侧。

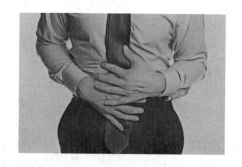

3. 精索静脉曲张

本病所致小腹痛，以小腹两侧痛为主，还可见阴囊肿胀、疼痛可向后腰部放射痛。劳累或久站后及行走时症状加重，平卧休息后症状减轻或消失。

4. 精囊炎

可见小腹疼痛，并牵涉到会阴和两侧腹股沟；还伴有尿频、尿急、尿痛、射精痛及血精等症状。

5. 膀胱炎

小腹胀痛并伴有尿频、尿急、尿痛，尿液常浑浊，并有异味。

6. 急、慢性附睾炎或睾丸炎

以睾丸疼痛为主，疼痛可沿精索放射至小腹部、腹股沟部位。

7. 阑尾炎

慢性阑尾炎以右下腹痛为主；急性阑尾炎先以胃脘部或脐周痛为主，再转移固定至右下腹痛。

8. 肠炎

小腹痛还有可能是肠炎，肠炎可能同时伴有发热、腹泻、恶心等症状，并且腹痛时轻时重。

Tips 男性小腹痛原因较多，不同疾病所致小腹痛各有其特点，一旦出现反复小腹痛应尽快去医院检查，以免延误治疗时机。

20　前列腺增生会癌变吗？

前列腺增生症是中老年（一般 50 岁以上）男性的常见疾病，其发病率随着年龄的增加逐步上升。如今随着我国人口老龄化的程度越来越高，前列腺增生的发病率也明显增加。很多男性患者来医院检查发现有前列腺增生时，总是担心会不会演变成前列腺癌，现在让我跟您解释。

1. 什么是前列腺增生？

前列腺是男性所特有的附属性腺器官，位于膀胱与尿道交界处，青壮年时期如板栗大小，随着年龄的增长，前列腺也会不断增长，随着其体积的不断增大，会逐渐压迫尿道，导致排尿困难（如尿频、排尿无力、夜尿多、尿潴留，甚至尿失禁等）。

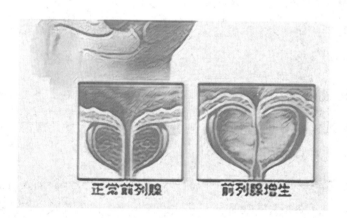

正常前列腺　　前列腺增生

2. 发现前列腺增生怎么办？

很多患者都是出现排尿困难等症状后，前来医院检查才发现自己患有前列腺增生的。中医药对前列腺增生的防治有着很好的疗效，许多医院都有专门治疗本病的中成药，西医治疗包括保守治疗和手术治疗。平时注意生活起居，少吃辛辣刺激食物，不酗酒，不过度劳累，预防感冒等，也是防治本病的有效方法。

3. 前列腺增生会变成前列腺癌吗？

前列腺增生属于慢性良性疾病，目前没有证据证实它一定会演变成前列腺癌，但前列腺增生同时合并前列腺癌的情况并不少见。如果患者的前列腺肿瘤标志物偏高时，应进一步完善前列腺的 CT 或 MRI 等检查，以免误诊或漏诊。

前列腺增生患者由于长期刺激尿道，可能会导致炎症因子长期刺激前列腺，有诱发前列腺癌的可能，特别是有癌症家族史的患者，患有前列腺癌的风险更高。

Tips 前列腺增生症病情进展缓慢，临床症状的轻重也因人而异，故早期的轻微症状容易被人忽视。因而呵护男性的前列腺，需要我们做到早发现早治疗，尤其是久坐或年龄超过 40 岁以上的男性，应定期体检。在平时的生活中，注意不嗜食辛辣刺激食物，不酗酒，不久坐和不长时间骑单车；做到饮食营养均衡，坚持体育锻炼，保持心情舒畅，及时释放生活中的压力。

21　勃起不好，可能是重大疾病的早期信号

勃起功能障碍是成年男性常见的症状之一，有些人碍于面子，不及时去医院治疗，而是自己购买一些"补肾药"服用，这种做法不妥。

1. 心血管疾病

患有心脑血管等慢性疾病的人勃起功能障碍的发病率会比正常

人群明显增高。由于阴茎海绵体的动脉血管比心血管、脑血管的管径更细小、更敏感，即使只是少许堵塞，进入阴茎的血流也不充足，患者就很容易感觉到性功能下降。而心脑血管疾病典型症状的出现往往提示全身血管病变已经比较严重了。

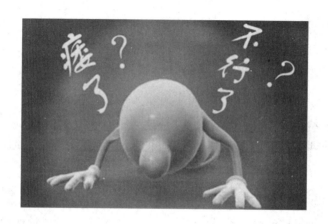

2. "三高"

高血压、高血脂、高血糖既是引起冠心病、中风等慢性疾病的危险因素，也是导致勃起功能障碍的原因。它们都可以引起血管内皮细胞的损伤，从而导致疾病的发生。"三高"会使阴茎供应血液的动脉发生粥样硬化，形成斑块及管腔狭窄，从而使阴茎海绵体动脉的血流减少，致使勃起功能障碍。此外，高脂血症还可影响支配阴茎勃起的外周神经，使阴茎勃起功能异常。

3. 其他疾病

代谢综合征、帕金森病、多发性硬化症等疾病及心理疾病也会导致勃起功能障碍，切勿大意。

随着人们健康意识的不断提高，许多人都会定期体检，早期发现疾病。发生勃起功能障碍和轻微心血管疾病的间隔为 2～3 年，而发生勃起功能障碍和严重心血管疾病的间隔为 3～5 年。因此，出现了勃起功能障碍的患者，应该及时完善相关检查，以期尽早发现并治疗心脑血管等全身性疾病。

 男性应重视自己的勃起状况，尤其是 40 岁以上的中老年男性，发现问题应及早到正规医疗机构就诊。自行购买药物并服用，可能会延误其他全身性疾病的诊疗。

22　哪些药物可以提高精子质量?

1. 常用西药

少弱精症常用西药有促性腺激素、氯米芬、左卡尼汀、睾酮、精氨酸、维生素、锌剂等，具体药物选择及效果因人而异。

（1）促性腺激素

对因垂体功能不足所致的少弱精症有效，能促进性腺发育及雄性激素的分泌，还能促进第二性征发育。

（2）氯米芬

常用于精子过少的男性不育，治疗男性不育主要通过升高尿促卵泡素（FSH）和黄体生成素（LH）以及促进精子生成。

（3）左卡尼汀

临床中常用于少弱精子症、畸形精子症等多种原因引起的精子质量不佳等疾病，在提高精子活力、改善附睾功能、治疗男性不育方面的疗效和安全性目前已得到广泛认可，目前已经成为男性不育治疗中的常用药物。

（4）睾酮

用于多种男性性激素不足的状况，如隐睾症、性腺功能减退症、阳痿及男性更年期，雄激素治疗可以诱发、促进和维持男性第二性征和性功能。

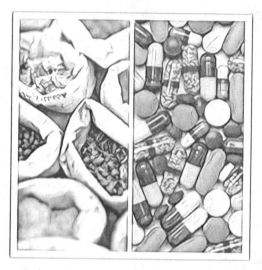

（5）精氨酸

用于精液分泌不足和精子缺乏引起的男性不育症，精氨酸是精子蛋白的主要成分，有促进精子生成、提供精子运动能量的作用。

（6）维生素

抗氧化剂可减轻氧化应激损伤并改善男性生育力，维生素 E、维生素 C 是公认的抗氧化剂，在治疗畸形精子增多症和精液液化不良方面具有重要作用。

（7）锌剂

临床常用的经验性用药，锌是精子代谢的必需物质，含锌药物可以提高精子活力，比如：赖氨葡锌、葡萄糖酸锌、硫酸锌糖浆等。

2. 常用中药

少弱精症属于中医"精少""精薄"等范畴，病位在肾，与心、肝、脾等脏腑有关。中医认为可能的病因分为肾阴虚、肾阳虚、肝郁、血瘀、脾虚、湿热等，根据不同的病因和证候，运用不同药物治疗。

（1）肾阴虚者

如伴遗精、滑精、头晕耳鸣、手足心热等症，可用补益肾阴药物，如：黄精、枸杞子、女贞子、墨旱莲、龟甲、鳖甲等。

（2）肾阳虚者

如伴性欲减退、腰膝酸软、疲乏无力、小便清长等症，可用补益肾阳药物，如：锁阳、淫羊藿、补骨脂、肉苁蓉、菟丝子等。

（3）肝郁者

如伴精神抑郁、两胁胀痛、喜叹气等症，可加用一些疏肝药物，如柴胡、香附、白芍、郁金等。

（4）血瘀者

如伴舌质紫暗、脉涩等症，可加用一些活血药物，如：赤芍、红花、桃仁、泽兰等。

（5）脾虚者

如伴有食欲不佳、精神疲乏、气弱懒言等症，可加用一些健脾药物，如：白术、白扁豆、太子参、山药、党参等。

（6）湿热者

若伴有小便黄、舌苔黄腻等症，可加用一些清热利湿药物，如车前子、泽泻、黄芩、龙胆等。

Tips　无论是中药还是西药，都需在专业医生的指导下使用，因为同样是少弱精子症，每个人病情皆不同，治疗方法和所用药物均不同，需个体化、科学用药。

23　男性 Y 染色体异常会影响生育吗？

男性 Y 染色体异常，主要是因为基因突变造成的 Y 染色体微缺失，是男性不育症中居于第二位的遗传因素，其发生率仅次于克氏征。部分非梗阻性无精症和严重少弱精症男性，均不同程度存在 Y 染色体微缺失。

Y 染色体是最小号的染色体，是决定男性之所以为男性的性别染色体，上面存在很多与精子产生和功能密切相关的基因，比如：睾丸决定因子（SRY）、无精子因子（AZF）等。若 Y 染色体某个区域的片段发生缺失，就会引起生精障碍。目前关于 Y 染色体的微缺失，主要是指 Y 染色体 AZF 区的部分或者全部缺失。

AZF 区可分为三个不同区域：AZFa、AZFb、AZFc 区，不同区域的缺失临床病理表现也不一样。

1. AZFa 区域缺失

AZFa 区域缺失通常表现为无精症和小睾丸，睾丸组织学特征是"唯支持细胞综合征"。

2. AZFb 区域缺失

AZFb 区域缺失同样会导致无精症，但睾丸体积正常或偏小，睾丸组织学特征是"生精发育阻滞"。这种类型的缺失目前认为均无法从睾丸中获取精子，进而可能导致男性不育。

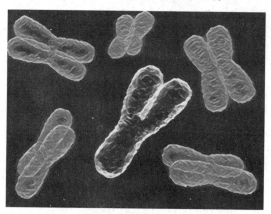

3. AZFc 区域缺失

AZFc 缺失的临床和睾丸组织学表型多种多样，多数患者尚残存精子生成能力，临床特征可表现为无精症或严重少精症。大约 50% 的 AZFc 缺失的无精子症患者可通过睾丸外科取精法获取精子，进而通过人工授精而达到受孕的目的。与此同时，有文献发现Y染色体微缺失可通过试管婴儿传递给男孩，并且可能在传递过程中出现缺失区间扩大的可能，造成子代生精障碍呈加重趋势等。因此男性Y染色体微缺失在一定程度上会影响男性的生育能力。

Tips 建议严重少精症或是无精子症的患者，应该尽量去正规医院完善Y染色体缺失的检测，找到Y染色体缺失的部位，寻求积极的治疗方案。

24 男性小便分叉是怎么回事？

小便分叉也叫作尿分叉，一般将尿分叉的原因归纳为两大类：偶发性或一过性尿分叉，也叫作生理性尿分叉；经常性或长期的尿分叉，也叫作病理性尿分叉。

一般来讲，生理性尿分叉，一般在早晨起床第一次尿时容易出现，主要是因为一整夜间，尿液积存在膀胱内，膀胱内压力比较大，尿排出时力量较大，使尿道口形态暂时改变所致。还有性冲动时和性生活后由于生殖器充血压迫尿道导致尿液排出受阻从而分叉。

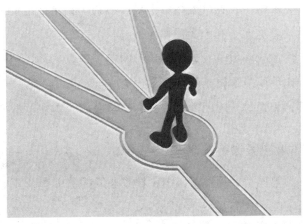

病理性尿分叉，可能与以下疾病有关：

1. 包皮过长或包茎，会影响正常的排尿和性生活。

2. 急性尿道炎、前列腺炎由于尿道充血、肿胀、分泌物较多，可能影响尿液的通畅排出，而出现尿分叉。

3. 前列腺、尿道的慢性感染，长期不愈可形成纤维化和瘢痕，影响尿道的舒张和排尿的通畅导致尿分叉。

4. 手术、外伤等可导致尿道狭窄，轻度尿道狭窄会出现尿无力，或者尿分叉，严重狭窄时会引起尿道梗阻，小便点滴而出。

Tips　偶尔出现尿分叉且自行恢复的，通常都是正常的生理现象，不用担心。但如果尿分叉又同时出现尿频尿急尿痛且症状不能自行缓解的时候，就需要及时到医院检查治疗了。

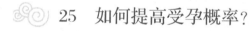

25　如何提高受孕概率？

1. 禁欲时间太长的坏处

（1）禁欲时间太长，精子密度增大，而精浆中的营养物质有限，使得单位精子营养分配相对不足，不利于精子活力提高，影响精子的运动，从而不利于受精和怀孕。

（2）禁欲时间太长，老化和畸形的精子数量增加，精子活力和正常精子比例明显下降，受孕概率也会降低。

显然，想通过长时间禁欲来提高受孕概率，实在是不可取。

2. 频繁同房也不可取

（1）频繁同房，精液量减少，精子获取的营养物质不足，导致精子活力下降，从而影响怀孕。

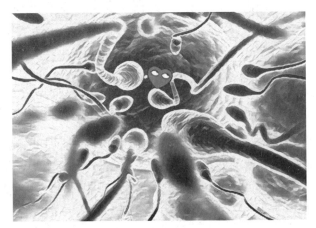

（2）精子的生长和发育需要一定的时间，过于频繁的同房，会导致发育正常的精子数量不足从而难以正常怀孕。

3. 合适的同房频率

一般来讲，禁欲 3~5 天时，精子质量最佳。在排卵期前后 1~2 天同房，都有可能受孕；在排卵期前后 24 小时内同房受孕的概率更大。

提高精子质量的饮食起居。

（1）运动宜适度，慢跑、游泳、太极拳等都是不错的选择。

（2）多食用富含精氨酸的食品如海参、鳝鱼、泥鳅、墨鱼以及山药等。

（3）多食用维生素 A、维生素 E 含量较高的食物如动物肝脏、胡萝卜、西红柿等。

（4）多食用微量元素如含锌量较高的食物：牡蛎、蛤类等。

（5）宜禁忌烟酒，避免接触高温环境以及避免长时间熬夜。

Tips　成功怀孕需要男女双方共同努力，如果男方精子正常且同房频率适宜但半年内未成功怀孕者，也有可能是女方原因引起的，此时应尽早就医排查。

26 无精子症还有希望生育吗？

如果不育男性 3 次精液检查都没有查到精子，即可诊断为无精子症。

1. 无精子症的分类

（1）睾丸生精功能障碍，不能产生精子，又称真性无精子症。

（2）睾丸生精功能正常，但输精管道堵塞，精子不能排出体外，又称阻塞性无精子症。

2. 无精子症的原因

（1）真性无精子症的原因：

1）睾丸发育异常、隐睾、先天性输精管阙如等。

2）放射性物质及药物损伤。

3）先天遗传性疾病，Y 染色体异常、纤毛不动综合征等。

4）内分泌异常，主要与下丘脑-垂体-睾丸性腺轴功能紊乱有关，如腺垂体功能不全、高催乳素血症、甲状腺功能亢进或减退等。

（2）阻塞性无精子症的原因：

1）淋病、真菌、滴虫感染以后，引起前列腺炎、附睾炎、精囊炎及生殖道的感染可引起输精管的堵塞。

2）重度精索静脉曲张可引起阴囊局部温度升高造成输精管的梗阻。

3）输精管结扎术和输精管吻合术不成功引起输精管的堵塞。

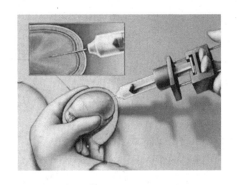

3. 无精子症怎么办?

睾丸活检：通过取小块睾丸组织进行病理观察，能够最直接了解无精子症的原因是睾丸不产生精子，还是睾丸产生精子后因为输精管道堵塞，导致精子无法排出体外，从而为男性不育的诊断及治疗提供可靠的依据。

4. 穿刺活检结果的处理

（1）如果睾丸活检可以发现精子，并且生精细胞功能正常，女方即可以进入试管婴儿流程，男方经睾丸活检取精，通过辅助生殖技术来生育。

（2）如果睾丸活检没有发现精子，一般也不推荐重复穿刺，虽说睾丸的生精能力是不平均的且穿刺不会造成太大损害，但多次睾丸穿刺活检成功的概率并没有明显提高。如果患者有意愿再做，可以在术后一个月再次穿刺检查，重复穿刺仍不能发现精子的患者，可以选择精子库供精。

（3）如果女方比较年轻，夫妻双方生育时间还比较宽裕，通过调养、消除不利因素（比如职业伤害等），使用药物注射治疗的方法，或者中药调理，恢复生精也不是没有可能。

Tips　无精子症患者切不可病急乱投医，亦不可盲目服药，一定要去正规医院，在诊断清楚的前提下，去做有效且针对性的治疗。

27　早泄的常见原因，你知道吗？

早泄的原因有很多，主要分为以下几种：

1. 心理因素

例如多次在性生活时受挫、对性生活缺乏信心、夫妻关系紧张、对妻子存在恐惧或焦虑等负面情绪，均可导致早泄的发生。

2. 不良习惯

有些人年轻时惯用手淫自慰，长此以往，养成了一种快速射精习惯，婚后虽然有较好的性生活环境，也会形成早泄；有长期大量抽烟和酗酒、经常熬夜等不良习惯的人，也较容易出现早泄。

3. 环境因素

由于环境不好，可能造成夫妻之间精神紧张，双方拘谨或羞涩，希望早点结束性交，养成求快习惯，即早泄。例如同房时，突然有人叫门或来电话等促成性生活骤然中止，造成性传导神经的强制阻断，亦可发生早泄。或者由于家庭有了孩子后，怕被孩子或父母发现，性活动放不开，为了避免羞怯，希望早点结束性交，久而久之，养成了早泄的习惯。

4. 性生活无规律

禁欲时间过长或者性生活过于频繁，都有可能出现早泄。

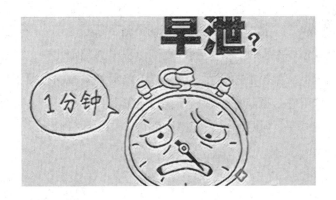

5. 年龄与体质

随着年龄的增大，体能下降，或患者素来体质较弱，也会导致早泄的发生。

6. 疾病影响

有些疾病可能会使男性的射精中枢兴奋度降低而造成早泄。

（1）内分泌代谢系统疾病

例如糖尿病、肝炎、甲亢等，可能导致内分泌代谢紊乱，引起射精阈值降低而发生早泄。

（2）神经系统疾病

脑部疾病，例如脑损伤、脑肿瘤、癫痫等；脊髓疾病，例如多发性硬化、脊髓肿瘤等；周围神经疾病，例如周围神经炎等，可能带来性传导神经系统紊乱，进而引起射精失控，造成早泄。

（3）泌尿生殖系统疾病

例如阴茎炎、包皮炎、前列腺炎、精囊炎、膀胱炎、精索炎、附睾炎、尿道炎、精阜炎等，因为炎症刺激，尿道敏感性增强，当受到性刺激时易引起早泄。

7. 其他原因

缺乏性技巧，性交疼痛等原因，也可造成早泄的发生。

Tips　早泄是指射精发生在阴茎进入阴道之前，或进入阴道中时间较短，在女性尚未达到性高潮，提早射精而出现的性交不和谐。临床上发生早泄的原因多种多样，当男性发现自己早泄时，要正确地认识它，调整好心态，不要过于紧张，如果早泄持续加重或不能自行缓解，则尽早去正规医院就诊。

四、女性疾病篇

1　备孕期间宜吃哪些食物（女性篇）？

优生优育是每个家庭都非常关心的问题，能生下健康聪明的小宝宝是准备做父母的人们的梦想。正确的备孕方法是实现这一梦想的先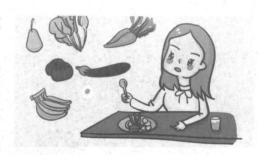决条件，其中饮食调理尤为重要，那么男女双方在备孕期间哪些东西宜吃，哪些东西又不宜吃呢？本期文章针对女性提几点建议。

1. 应该怎么吃？

（1）多吃含铁的食物

动物血、肝脏及红肉中铁含量较高，在备孕期间要多吃此类含铁食物，补足铁元素。铁是人体生成红细胞的主要原料之一，女性由于生育和月经失血，体内铁元素可能储备不足，怀孕后由于母体和胚胎的双重需要，易导致缺铁性贫血。

（2）多吃含碘的食物

备孕期间应选择含碘食盐做菜，除此之外，还可适当吃些海带、紫菜等，以增加碘储备。碘与婴儿智力和体格发育有关，若碘元素缺乏，新生儿可能会发生神经肌肉损伤和认知能力障碍，严重者可引起智力低下。

（3）多吃含叶酸的食物

叶酸分为天然叶酸与合成叶酸，天然叶酸广泛存在于新鲜水果、蔬菜、肉类中。合成叶酸如叶酸片。孕妇对叶酸的需求高于正常人群，叶酸与胎儿正常发育、健康维持以及多种疾病的风险有关，是细胞增殖、组织生长与机体发育不可缺少的微量营养素。研究表明，孕早期缺乏叶酸可引起死胎、流产、胎儿脑和神经管畸形，还可导致胎儿眼、口唇、腭、胃肠道、心血管、肾等器官的畸形。

（4）多吃含维生素 C、维生素 E 的食物

新鲜蔬菜水果中富含维生素 C，如青菜、韭菜、橙子、猕猴桃等，维生素 C 能够帮助孕妇促进铁、钙、叶酸的吸收和利用，还能促进身体新陈代谢；富含维生素 E 的食物如鱼肝油、芝麻油、胡麻油等，维生素 E 又称为生育酚，具有抗氧化的功能，是正常生长和生育所必需的脂溶性维生素，故备孕女性也需每日适当补充。

（5）多吃含钙的食物

奶制品、豆制品含钙较高，孕前开始补充钙主要是保障妇女在妊娠期间胎儿获得充足钙。孕妇正常的血钙水平，对维持细胞功能、蛋白质激素的合成及分泌、新陈代谢等有重要作用。

（6）多吃含锌的食物

食物如虾、牡蛎、动物肝脏、牛奶等含锌较高。孕妇缺锌，可发生严重妊娠反应、胎儿宫内发育迟缓、畸形，甚至导致流产、早产、产程延长等。

2. 不宜吃什么？

（1）备孕前，必须半年以上戒烟戒酒。

（2）不喝碳酸饮料。

（3）少吃油炸、烧烤及过于辛辣刺激的食物。

Tips 上述备孕饮食宜忌是针对一般人群，如果女方有某些身体疾病，或身体体质的不同，进行这些食物调理时也要因人而异，最好在专业医生的指导下，制定个性化调理方案。

2　更年期综合征我们真的了解吗？

1. 什么是更年期综合征？

更年期指接近绝经出现与绝经有关的内分泌、生物学和临床特征起至绝经 1 年内的时期，即绝经过渡期至绝经后 1 年，其间出现因性激素减少所致的症状，称为更年期综合征。主要表现为月经紊乱、潮热汗出、易激动、忧郁、眩晕、乏力、骨关节痛、心悸、头痛、皮肤感觉异常等症状。

2. 更年期综合征发病的原因

（1）生理上：绝经期卵巢功能衰退，分泌雌激素和孕激素减少，下丘脑的作用减弱，从而激素紊乱导致更年期综合征的发生。

（2）心理上：围绝经期女性处在人生的转折点上，既面临着外界的各种压力，同时又要处理家庭中的琐碎小事，面临着子女升学、就业之类的问题，形成心理刺激。

这些心理因素与生理上的变化相结合，使得更年期综合征出现复杂多变，发病趋向年轻化，发病率呈逐年上升的趋势。更年期综合征可能在女性最后一次月经期前许多年出现，并持续十年以上。因此做好更年期综合征预防与护理工作是非常重要和必要的。

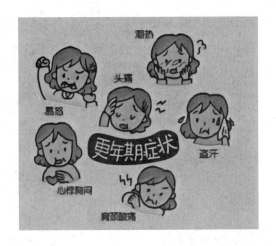

3. 预防和护理

（1）卫生宣传

及时进行卫生教育宣传，让每个更年期女性充分了解更年期综合征发病的原因，消除顾虑，稳定情绪，配合治疗，树立信心。同时家庭成员也应了解一些更年期生理性变化的知识，对更年期综合征的患者能给予一定的理解，安慰和鼓励。

（2）合理安排膳食

更年期妇女应当合理安排饮食，选择低脂低胆固醇饮食，比如薏苡仁、鲤鱼、大蒜、绿豆芽、青菜等；适当控制饮食，少进主食及甜食，多食含钙食物，预防骨质疏松，例如牛奶；适量增加蛋白质，比如奶类、肉类、豆类。

（3）适当锻炼身体

适合中年女性的运动种类繁多，都具有健身、减肥的效果，但是并不一定所有的有氧运动都适合每一位女性，要根据自身的具体情况，找到适合自己又有条件进行的运动，而且应本着循序渐进的原则，每一次加大运动强度之前，最好要有一个过渡期，避免肌肉的拉伤。可选择游泳、慢跑、快走、瑜伽、跳舞、登山等。

（4）重视生活习惯

1）注意劳逸结合，养成良好的作息习惯。每个人的精力都是有限的，只有精力充沛的时候做事效率才会高，良好的作息是保证你有精力的前提，很多现代人晚上躺在床上不愿意告别今天，还要让手机伴随入眠，久而久之，就会让自己没有精神。

2）不嗜烟酒：减少烟对自己和家人的危害；还要少喝酒，可以适量饮酒，但不要酗酒，以免伤害身体。

3）保持乐观的情绪。拥有一个积极向上的良好心态是非常重要的，一个人无论做什么事情，处于一种什么状况，面临一种怎样的困境，都应该拥有一个良好的心态。

4. 更年期综合征的治疗

一旦出现更年期综合征的表现，宜尽早来医院找医生咨询，及时配合中药调理，能有效地缓解各种不良表现。中医常用中药汤剂甘麦大枣汤、二仙汤加减可缓解更年期综合征，也可自行制作药膳如枸杞百合羹、赤豆薏米红枣粥等。

Tips　更年期综合征是每一个女性都可能要面临的疾病，除患者本人要及时发现并从多方面加以调理外，家人及朋友安慰和理解也很重要。当更年期过后，身体状况又会恢复正常，大家不要过于紧张。

3　卵子的前世今生

人类繁衍发展的历史长河是因为有男女结合来孕育生命而川流不息，而精子和卵子结合形成受精卵是生命延续的起点。一颗卵子与她的"真命天子"相遇，其实要经过漫长的旅途和长久的等待。大多数卵子等待一生也未遇到"精子先生"，只有很少一部分卵子与"真命天子"的相遇、结合，才能最终成功孕育出新的生命。

1. 卵子作为人体中最大的一种细胞，承担着人类繁衍生命的重要作用。正常成熟的卵泡大小为 1.8~2.5cm。卵子是女性的生殖细胞，每个月由一侧的卵巢产生一个卵子。也许你有所不知，一个妇女一生约排出 400 个卵子，最多也不过 500 个卵子。卵子一般的存活时间为 12~24 小时。左右两个卵巢通常是轮流排卵，少数情况下能同时排出两个或两个以上的卵子。如果分别与精子相结合，就出现了双卵双胞胎和多卵多胞胎。

2. 成熟的卵泡才能正常地排出。对于多囊性卵巢综合征的女性，由于体内下丘脑-垂体-卵巢轴功能失常、肾上腺功能紊乱等代谢因素，导致每个月卵巢内有十多个卵泡基本是均衡发展，呈串珠样，但无成熟卵泡生长，也无排卵迹象，更谈不上正常有受孕能力的优势卵泡，就这样出师未捷身先死。

3. 有的卵子即使发育成熟了却不一定能顺利地排出，如果女性体内因为激素的问题，卵子成熟了，但是却冲不破卵泡，没破的卵泡发生黄素化了，这叫作未破裂卵泡黄素化综合征（LUFS综合征）。

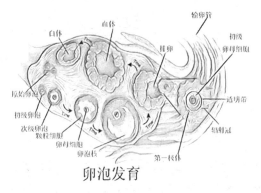

卵泡发育

4. 卵泡排出了并不意味着旅途就接近尾声了，倘若有些女性患有输卵管炎症，卵子勉强能挤进输卵管腔，由于输卵管炎症的影响使管腔曲折不畅，可怜的卵子不一定能顺利通过。若输卵管炎症较重，输卵管靠近卵巢的伞端部位发生了粘连，把伞端的开口给封闭了，形成输卵管积水，这条通路完全堵死了，卵子只能游离在外围而无法受孕并在子宫内着床。

5.历经众多磨难，卵子成功到达，却未见"精子先生"，只能郁郁而终。有的一不小心跑到子宫，最后可能伴随经血一起排出。即使碰到"精子先生"却不一定是相亲相爱的结局，可能抗精子抗体阳性，排斥反应，不欢而散。也有可能数亿个"精子先生"畸形率太高，不堪入目，一拍两散。

6.卵子，在生命中总有可能等到自己的"真命天子"。卵子小姐和她的"真命天子"在输卵管里奇迹般地相遇后，相亲、相爱，形成一个受精卵。受精卵靠输卵管的收缩来到子宫，在内膜里生根发芽，最后孕育成新的生命。

Tips　您的卵子为何久久未能遇到真命天子，是不是因为：患有多囊卵巢综合征，没有优势卵泡？患有未破裂卵泡黄素化综合征，卵泡排不出？输卵管炎症或积水，致使通道阻塞？抗精子抗体阳性，不能与精子结合？生育是一个非常复杂的过程，建议多了解相关知识，保证生育一个健康的小宝宝。

4　揭开多囊卵巢综合征的神秘面纱

近年来不孕不育门诊的患者越来越多。而女性不孕不育患者中因多囊卵巢综合征导致不孕不育者占很大比例（占排卵障碍性不孕症的30%～60%）。什么是多囊卵巢综合征？又是如何引起多囊卵巢综合征的呢？今天让我们揭开多囊卵巢综合征神秘的面纱。

多囊卵巢综合征的特征

25岁至40岁

脸上长痘

皮肤颜色较暗

体毛旺盛

肥胖
闭经
（即三个月不来月经）

1. 多囊卵巢综合征是什么?

多囊卵巢综合征（polycystic ovarian syndrome，PCOS）是育龄期妇女较常见的内分泌症候群。多囊卵巢综合征是一种生殖功能障碍与糖代谢异常并存的内分泌紊乱综合征。持续性无排卵、雄激素过多和胰岛素抵抗是其重要特征，是生育期妇女月经紊乱最常见的原因。育龄期妇女中 PCOS 的发病率为 $5\%\sim10\%$。

2. 多囊卵巢综合征的临床表现有哪些?

（1）月经紊乱：PCOS 患者因无排卵或稀发排卵，经常伴有月经紊乱，表现形式为闭经、月经稀发和功能性子宫出血，或闭经和功能性子宫出血交替出现。多发生在青春期。

（2）高雄激素血症：主要表现为多毛和痤疮。由于雄激素升高，可见上唇、下颌、胸、背、小腹正中部、大腿内侧体毛增粗、增多。高雄激素性痤疮多分布在额部、颧部和胸背部，可伴皮肤毛孔粗大、面部皮脂分泌过多、声音低粗等表现。

（3）肥胖：PCOS 的肥胖表现为向心性肥胖（也称腹型肥胖），肥胖占 PCOS 患者的 $30\%\sim60\%$。

（4）不孕：由于排卵功能障碍使 PCOS 患者受孕率降低，且流产率增高，特别是肥胖或超重的 PCOS 患者流产率增加。

（5）卵巢多囊样改变：妇科彩超下可见单侧或双侧卵巢内卵泡>12 个，直径<10mm。或有一侧或双侧卵巢体积>10mL。

3. 多囊卵巢综合征是如何发生的?

多囊卵巢综合征发病机制简而言之就是生殖功能障碍与糖代谢异常并存的内分泌紊乱。具体展开来讲：①下丘脑-垂体-卵巢轴功能紊乱。②肾上腺内分泌功能及胰岛素代谢异常等。［黄体生成激素/卵泡刺激素（LH/FSH）比值增大；雄激素增多；雌酮过多；胰岛素过多］。

4. 多囊卵巢综合征发病诱因有哪些?

（1）压力及不健康生活方式：过去的女性只要相夫教子，以家庭为中心。随着社会对女性的要求越来越高，女性被赋予更高的期望，家庭事业要两者同时兼顾，心理压力越来越大。加班熬夜及高负荷工作更是家常便饭，长期的不健康生活方式及压力过大会影响情感中枢系统，导致垂体下丘脑分泌异常，进一步加重内分泌紊乱，引起排卵不规律，使受孕的概率降低。

（2）不健康的饮食：科技发达带来了食品的多样化，而人们对经济效益的过度追求导致各类激素、农药化肥等的滥用。反季水果和催熟的家禽肉类随处可见；市面上很多食品在加工过程中都添加了有毒的添加剂和激素等，过多地食用这些食品，可能会造成小孩的性早熟，诱发激素代谢如内分泌紊乱等疾病。

（3）外界环境中的不利因素：外界辐射、化学污染物质、药物、餐饮中塑料制品、建筑和装饰过程中的有毒气体，不良的外环境可能会引起人体内分泌功能紊乱，导致本病的发生。

5. 防治与调护

（1）科学的生活方式
科学合理地安排学习与生活，保证充足的睡眠，保持生活环境的清新，适度有氧运动等是预防多囊卵巢综合征的重要手段；生活方式的改变可以提高胰岛素敏感性，从而抑制促性腺激素的分泌。研究发现，适当减肥，可以明显降低雄激素血症，改善月经紊乱和排卵异常。

（2）注意健康饮食

对于年轻女性，一定要特别注意调整合理的饮食习惯，健康饮食，尽量少食含添加物的化学饮料，少食垃圾食品和含添加剂的加工熟食。长期和过多食用这些饮料和食品，可以引起内分泌紊乱而导致 PCOS 的发生。

（3）避免外界环境因素的不利影响

尽量远离外界辐射、化学污染物质、建筑和装饰过程中的有毒气体等，平时避免使用一次性的塑料制品，远离外界环境中的不利因素。

（4）调畅情志

多囊卵巢综合征多发于青春期，由于学习紧张，工作压力过大；或婚恋等情感因素的刺激；或面部痤疮、体态肥胖及多毛等表现使青春期女性心理负担加重，最终导致焦虑和抑郁。这些情志因素极易导致内分泌紊乱而引发本病。

Tips 健康的生活方式、合理的饮食、适量的运动、避免外界不良环境因素的影响、保持良好的心态都是预防多囊卵巢综合征的有效方法；有效控制体重和减肥对防治本病也很重要。如果出现月经紊乱和肥胖应尽早去医院检查并及时进行调治。

5 是什么导致了你月经不调？

正常的月经周期是育龄期妇女身体健康的标志之一。但是临床上月经不调的情况也很常见，女性一生中大多数都出现过月经不调。那么月经不调到底有哪些具体表现呢？又是怎样引起的呢？

1. 月经不调的具体表现

（1）月经不按时来潮（月经提前、月经推后、每月来潮 2 次或数月来潮 1 次）。

（2）月经量的变化，正常情况下月经量适中，如果经血过多或过少都是不正常。

（3）行经时间异常，一般情况下每次月经行经的时间为 3～5 天，如果时间太长或太短也不正常。

（4）月经颜色的异常，正常经血颜色鲜红，如果经血紫暗或夹有血块或经血清稀色淡等都属不正常现象。

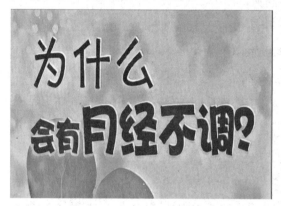

（5）经期腹痛，正常情况下月经期可有轻微的小腹疼痛，如果出现腹部剧烈疼痛，或伴有恶心呕吐等则为异常。

（6）其他异常情况，如少数女性月经来潮时出现荨麻疹、休克、感冒样症状、头痛等。

2. 月经不调的可能原因

（1）情志异常

长期的精神压抑、生闷气或遭受重大精神刺激和心理创伤等，都可导致月经不调如痛经、闭经、经期延期等。这是因为月经是卵巢分泌的激素刺激子宫内膜后形成的，卵巢分泌激素又受垂体和下丘脑释放激素的控制，长期的情志刺激，可以引起卵巢、垂体、下丘脑等的生理功能发生异常，影响月经的正常来潮。中医认为肝气郁结，气血运行不畅，不通则痛，不通则闭。

（2）寒冷刺激

如果在经期受凉或喝冷饮或下冷水或长期在阴冷潮湿的环境中工作和生活，寒湿之邪入侵人体，寒性凝滞，寒湿之邪会使盆腔内的血管过分收缩，可引起月经过少、闭经，或痛经，或经血紫暗有瘀块等。

（3）过度节食减肥

正常情况下，少女的脂肪至少占体重的17％，方可出现月经初潮，体内脂肪至少达到体重的22％，才能维持正常的月经周期。如果过度节食，或采用错误的减肥方法，导致机体能量摄入不足，体内大量脂肪和蛋白质被消耗，雌激素合成障碍进一步导致雌激素水平下降，也会影响月经来潮，或月经量少，甚至闭经。

（4）嗜好抽烟喝酒

烟雾中的某些成分和酒精都会影响与月经有关的生理变化过程，进而导致月经不调。在抽烟和过量饮酒的女性中，有25％～32％的人因月经不调而到医院诊治。每天抽烟1包以上或饮高度白酒100mL以上的女性患月经不调者是不抽烟、不喝酒女性的3倍。

（5）妇科疾病

最常见的妇科疾病有子宫肌瘤，特别是子宫黏膜下肌瘤，即使是体积较小的肌瘤，也会导致月经过多。其次是子宫腺肌症和盆腔子宫内膜异位症。由于子宫内膜向子宫肌壁生长、子宫增大等因素，月经量往往增多。

（6）其他疾病

①血液病，像血小板减少、凝血功能障碍等出血性疾病可引起月经量多或行经时间延长。②肝病、高血压、糖尿病等导致血管脆性增加、凝血功能障碍可引起月经量多或行经时间延长。③分娩后或流产后的第一次月经量可能偏多。④免疫系统疾病，脑中风等疾

病在治疗用药期间也可能出现月经量过多或行经时间延长。⑤贫血可引起月经量少或量多，行经时间短。

（7）药物影响

因身体有其他疾病需要服用某些药物，而许多药物就有影响月经周期的不良反应，某些避孕药、减肥药等也可能影响月经周期。

 　正常情况下女性每月都会按时月经来潮，但月经周期的长短，月经量的多少，以及行经时间长短等都有个体差异，只要不超出正常的上、下限值皆属正常。另外女性初潮和绝经期阶段出现月经不调现象亦属正常。想要有轻松健康的身体，想要做漂亮的女人，必须注意平时的养生与调护，注意经期防寒保暖，远离烟酒，放松心情，有规律地生活。

6　乳腺增生症会变成乳腺癌吗？

乳腺增生症是中年女性的常见病，其发病率随着生活水平的提高、生活方式的改变呈逐年上升趋势，现已成为影响广大女性健康的主要疾病之一。许多女性在体检时看到乳腺增生的 B 超结果后，非常紧张和担心，不明白乳腺增生症是什么样的疾病，担心乳腺增生症会转化成癌症。那么，乳腺增生症到底是什么样的疾病？它和乳腺癌有什么关系呢？

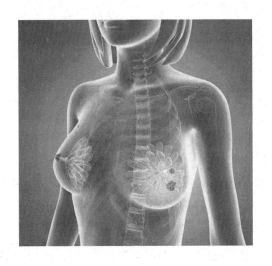

1. 什么是乳腺增生症?

乳腺增生症主要是以乳腺组织增生为主的瘤样病变,常见于30～40岁的女性。此年龄段女性由于卵巢功能紊乱、雌激素和孕激素的比例失调等原因,引发乳腺细胞组织随月经周期而出现异常增生和变厚的现象。乳腺增生症临床表现为乳房胀痛,月经前加重或明显,疼痛为隐痛、胀痛或者是针刺样疼痛,疼痛的程度有轻有重,患者一般都可以忍受。

2. 发现乳腺增生怎么办?

如果在体检时发现自己有乳腺增生,首先应避免过度紧张,应寻找专科医生,及时采取正确有效的方法治疗。中药治疗本病有非常好的效果,同时要定期到医院检查,如乳房B超、抽血做相关化验。

3. 乳腺增生症会转化成乳腺癌吗?

不少女性患者得了乳腺增生症后,最常问的问题就是:乳腺增生会转变成乳腺癌么?这需要医生根据乳腺增生的不同病理分型给出不同的答案,一般乳腺增生不会转变成乳腺癌,但部分乳腺增生有转变成乳腺癌的可能，其影响因素是多方面的，特别是家族史。另外，有些乳腺癌和乳腺增生症会同时发生，这种情况最容易导致漏诊和误诊，误将乳腺癌当成乳腺增生症治疗。所以一旦发现乳腺增生应尽快就医，也不要因紧张和恐惧而过度检查，应在专业医生的指导下进行正确治疗和定期复查。

Tips 乳腺增生与年龄、体质、性格、生活习惯、内分泌情况、月经情况及哺乳方式等有关。应注意平时饮食营养均衡，养成良好的生活习惯、劳逸结合、保持心情舒畅、及时释放工作和生活中的压力。尽量选择母乳喂养婴儿。另外要定期进行体格检查，及时发现和诊治乳房病变。对于有乳腺癌家族史的患者更应引起重视。

7　预防宫颈癌的最佳方法有哪些？

宫颈癌的发病率占妇科癌症第二位（乳腺癌占第一位），严重威胁女性身体健康，但是宫颈癌是可以预防的，特别是 HPV 疫苗的问世大大降低了宫颈癌的发病率。那么这个神奇的能预防癌症的 HPV 疫苗究竟如何使用呢？

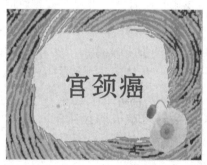

1. 三种 HPV 疫苗的功效不同

HPV 是一种病原体，分为很多种亚型，HPV 疫苗分为三种，即二价、四价、九价。简单来说，越高价的能预防的 HPV 病毒的种类越多。可见疫苗并不是针对所有 HPV 病毒，但是由于其能对最高危的几种 HPV 起到确切的预防作用，因此可以大大降低宫颈癌的患病率。说到这里，就要说说宫颈癌与 HPV 的关系了，事实上并不是感染了 HPV 就一定会得宫颈癌，需要反复持续感染高危型才有可能，而疫苗可以预防高危的几种 HPV，从而降低了患病风险。

2. 接种疫苗的最佳年龄

疫苗仅能预防感染，并不能做到治疗感染，因此接种效果最好的是没感染 HPV 的人，由于性生活会大大增加感染的可能性，所以最好在有性生活前注射。一般推荐疫苗接种的年龄为 9～26 岁，其中二价要求年龄在 9～25 岁，四价、九价放宽要求，但是年龄越大且有性生活的人注射效果会减弱。任何年龄的人都有可能感染，可见早注射预防效果较好。已经感染的女性也不要太过慌张，定期做宫颈筛查及治疗，防止持续感染还是可以预防宫颈癌的，而已经注射了疫苗的人并不是高枕无忧，疫苗并不是针对所有种类的病毒，因此也需要做定期宫颈筛查。

3. 接种 HPV 疫苗的注意事项

备孕的人、孕妇、蛋白质和酵母过敏的人、宫颈癌患者、感冒发热、急性感染的人都不可以注射疫苗；个别人注射后会出现皮疹、局部红肿、肌肉酸痛、过敏、发热、呕吐、头晕、肌无力、麻痹等不良反应。因此注射后还应在医院观察是否发生不良反应，若不良反应严重应及时就医。

Tips　宫颈癌是目前唯一可以部分预防的癌症，疫苗的应用具有确切的保护效果，但是并不能做到百分百预防，因此广大女性要想预防宫颈癌，一方面是注射疫苗，另一方面还需要注意性生活卫生，定期做宫颈筛查，出现宫颈疾病时应积极治疗。

五、皮肤病篇

　1　婴儿湿疹如何防治？

湿疹是婴幼儿时期最常见的皮肤病，属于遗传过敏性疾病，好发于 5 岁以下儿童，而且是一种反复发作的疾病，一旦出现了，就会反反复复骚扰宝宝，让宝宝瘙痒难忍，严重影响宝宝的睡眠和生长发育。那么，我们在平时的生活中该如何预防和护理小宝宝呢？已经患有湿疹的宝宝又该怎么治疗呢？

1. 喂养方面

先避免让宝宝过量进食，以保持正常的消化和吸收能力，食物应以清淡为主，少加盐和糖，以免造成体内水和钠过多的积存，加重皮疹的渗出及痛、痒感，甚至皮肤发生糜烂。还应注意少给宝宝喂食鱼、虾、牛羊肉和刺激性食物，多吃富含维生素和矿物质的食物，如绿叶菜汁、胡萝卜汁、鲜果汁、西红柿汁、菜泥和果泥等，调节机体免疫，减轻皮肤的过敏反应。

2. 穿着方面

以棉质宽松衣物为主，避免衣物过度摩擦皮肤。湿疹护理非常重要，湿疹就是怕潮湿怕过热，平时注意不要给小儿穿得或包得太多、太厚，同时也要避免强光照射湿疹部位。这里我要告诉大家一个最简单的方法，把你的手放在宝宝的脖子后面，温热的就说明宝宝的衣物穿得很合适，如果有点凉说明宝宝要添加衣物，如果有汗了，就提示要给宝宝减少衣物了。

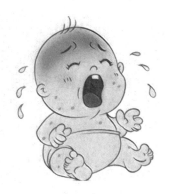

3. 皮肤清洁护理

洗浴时，水温要适宜，以 32℃～38℃为宜，沐浴液、香皂、护肤品应选择添加成分简单、刺激性小的品种。冬季严格控制洗浴次数，浴后应用低敏感性增湿或保湿霜。对于皮疹渗出液较多的宝贝，不可用温热水清洗皮疹部位，更不能用碱性大的皂水刺激，否则皮疹会加重。

4. 不宜疫苗接种

在湿疹发作急性期，最好暂缓进行各种疫苗的接种，以免加重病情。

5. 防止继发感染

湿疹患儿皮肤表面易感染各种病菌，从而诱发或加重皮肤的损害，所以要注意避免皮肤外伤，保持皮肤清洁。为了防止宝宝挠抓，白天可抱婴儿到室外转一转，分散宝宝的注意力，让宝宝高兴起来，晚上睡觉时可以给宝宝戴上手套。

6. 排查诱因，远离诱因

最好能找到并避免接触过敏源，密切注意容易诱发过敏的内外因素，如牛奶、鸡蛋、化学物质、护肤品、衣物等。

Tips 小儿轻微的湿疹是不需要治疗的，护理得当即可。如果比较严重，皮损面积大、渗出糜烂结厚痂的重症孩子，一定要及时到医院进行治疗。小儿湿疹在临床上很常见，其发病与不正确的哺育方式关系密切，即使患病后，正确的调护方法也很重要。所以年轻的父母一定要学会正确的哺育知识，养育健康的小宝宝。

2 小儿湿疹如何防治？

小儿湿疹是一种迟发型变态反应性皮肤病，俗称"婴儿奶癣"或"胎毒"，多发生在婴幼儿。主要表现为初发时在头面部和颈部皮肤出现大小不一的红斑或粟粒样丘疹，继而溃破、结痂、脱屑等。

经常有许多家长都很疑惑，明明自己把小孩呵护得很好，为什么还是出现湿疹呢？其实导致小儿湿疹的病因有很多，并且其防治方法亦各不同。

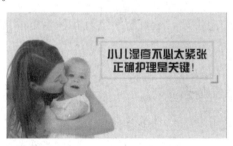

1. 小儿湿疹的原因

（1）遗传因素：如果父母任何一方是患敏性疾病（如患有过敏性鼻炎、荨麻疹、哮喘等），那么他们的孩子就有可能患湿疹，甚至可延至儿童乃至成人时期。

（2）过敏体质：有些小孩天生是过敏体质，当遇到日光、紫外线、寒冷、湿热、灰尘、服饰（如人造纤维、丝绸等），或使用某些外用药物后因过敏而诱发湿疹。

（3）喂养不当：哺乳期母亲进食过多动物类蛋白食物（如鱼、虾、鸡蛋、羊肉、蟹等），也容易引起婴儿因吃母乳而过敏导致湿疹。

（4）护理不当：年轻人初次当父母，经验欠缺，不当的护理措施也易引发湿疹。

1）服饰：穿衣服过多或裹得太紧或过硬，刺激皮肤容易造成婴儿湿疹发生。

2）分泌物：婴幼儿乳牙逐渐萌生，刺激唾液分泌故口水较多，口水经常浸润口角及项颈部，易引发湿疹；另外大小便等污物的刺激极易导致臀部及会阴部潮湿，引发湿疹。

3）床被：很多婴幼儿都是跟父母一起睡的，有时怕宝宝踢被子着凉，往往裹着睡袋睡，很容易浸渍汗水，若未能及时更换或晾晒，极易滋生细菌而诱发湿疹。

（5）环境因素：很多妈妈们为了避免宝宝受凉，很少开窗通风换气，造成室内潮湿或过热；有的居住环境过于潮湿，也会诱发湿疹。另外屋里的尘螨、动物毛发等未能清理干净，亦易导致小儿过敏，引发湿疹。

2. 小儿湿疹的防治方法

（1）消除炎症，控制感染

由于婴幼儿皮肤娇嫩，发生湿疹后因过敏或其他因素极易导致炎症反应，并继发感染。可以适当使用含皮质激素的药物外搽，但应在专科医生的指导下慎重选用。

（2）正确护理和喂养

1）科学喂养，远离过敏源。哺乳期间，母亲不可过量吃动物类蛋白食物（如鱼、虾、鸡蛋、蟹等），适当多摄入植物油，同时应少吃动物油，以免湿热内蕴，缠绵难愈。

2）饮食清淡，少加盐和糖。患湿疹期间应避免让宝宝进食过饱，保持正常的消化和吸收能力，避免体内水和钠聚集，加重皮疹的渗出及痛痒感，进而导致皮肤发生糜烂。

3）清洁周围环境，远离刺激性物质。平时要尽量减少接触过敏源，如毛发、粉尘、螨虫、真菌等；家里尽量不养宠物；不在室内吸烟；打扫卫生最好是湿擦，避免扬尘；家人尽量不要涂化妆品或任何油脂，避免刺激性物质接触皮肤；外出做好湿疹部位防晒措施，以免加重瘙痒感。

4）保持空气流通，婴儿平时的生活环境要清洁、干燥、通风，并保持适宜的湿度和温度。

5）勤给婴儿换洗衣服、尿布，穿着宽松干燥，勿太厚太紧，服饰均以纯棉织物为宜。

（3）小儿湿疹的中药药膳

1）薏苡小米粥：薏苡仁 50g，白术 15g，小米 50g，白糖适量。做法：将小米、白术和薏苡仁洗净后混在一起煮烂熟后加适量砂糖，即可食用。功效：清热利湿，健脾和中。适用于婴儿湿疹，以头皮丘疹为主。

2）冬瓜粳米粥：粳米 30g，冬瓜 100g，白糖适量。用法：将冬瓜洗净后切成小块，与粳米一起煮粥，粥熟后加入适量白糖即可。功效：清热利湿，解毒生津。适用于大多数婴儿湿疹。

Tips 小儿湿疹原因很多，应查明病因，积极做好预防，避免再次接触过敏源。小儿湿疹轻者通过改善护理方法疾病可以自愈，但对于病情较重的小儿湿疹应及时前往医院咨询医生，以免耽误病情。

3 教练，我想植发

脱发，这简直就是当代中青年甚至青少年的噩梦。看着越来越高的发际线，人们总会陷入纠结，实在不成，去做个植发吧。那么植发有哪些需要了解的地方呢？本文就将植发问题做出一些解答。

1. 什么是植发？

植发，又称为毛发移植术，近年来较为推崇的植发技术主要是从枕部头皮提取毛囊，植入前额和顶部秃发区域，即毛囊单位移植技术。

2. 什么人适合做植发？

（1）雄激素性秃发

毛发移植对多种原因引起的脱发都有效，最多应用于雄激素性秃发，此外，还可用于非活动期瘢痕性秃发。

（2）其他皮肤毛发覆盖修复

毛发移植也还可用于改善其他皮肤毛发覆盖，如体毛缺失（阴毛、胸毛、胡须等）、面部轮廓的毛发修饰（如睫毛加密、眉毛改形与重建、男性胡须再造、女性发际线调整）等。

（3）白癜风

毛发移植还被应用于稳定型和阶段型白癜风的治疗，针对这两型的白癜风，毛发移植可显著降低发病率并改善皮肤外观。

（4）难愈性溃疡

含毛发的移植物辅助皮瓣移植，对于难愈性溃疡也能起到更好的愈合效果。

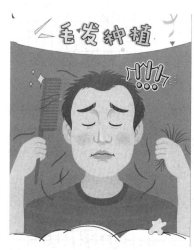

3. 术后如何护理头发？

此手术一般为门诊手术，术后广大病友首先需要做的是遵循医嘱用药，严格抗感染及清洁手术伤口。手术当天，取发区会存在水肿、渗血现象，此时绝对不能用手去抠血痂，否则将会导致毛囊抠脱。毛发移植后一个月内避免移植区与任何硬物碰磕，同时避免烫发、染发、针灸等任何对头部有刺激性的操作，而且禁止饮用酒精、酒精制品以及其他辛辣刺激的食物。并避免阳光暴晒，禁止戴假发和戴帽子，使移植处保持空气流通，这样利于毛发的生长。

4. 植发后多久能长出头发？

一般在术后 2~4 周移植的毛发会开始脱落，但是毛囊已经在移植区扎根，新发需经过 2~3 个月的休眠期，再重新长发，6 个月后长出移植头发的 70％左右，大概 9 个月以后其余部分全部生长出来，达到理想效果。

Tips　植发只能治疗秃发区，并不能阻止自身毛发的脱落，平时养成良好的习惯，才能预防脱发哦。

4　当妈令人头秃

婚育生产几乎是每个女性都会经历的大事，生产之后出现大把大把地掉发也令很多年轻妈妈们恐慌，为什么会出现产后脱发，有什么好的办法防治吗？

1. 产后为什么容易脱发？

（1）雌激素水平下降：怀孕期间，尤其是孕后期的 3 个月里，人体中雌激素的水平很高，这就造成了孕妇毛发寿命延长，所以这期间其毛发会变得又长又密。

分娩后产妇体内的雌激素水平骤降，对毛囊生长周期的抑制作用消失了，大量原本停留在生长期的毛囊突然进入退行期和休止期，于是便会有大量头发同时脱落，产后脱发属于急性休止期脱发，表现为毛囊的寿命延长、未能按期脱落，最后在延长的休止期结束时大量毛发一起脱落，这是一种常见的脱发形式，属于疾病状态。一般产后 2～3 个月会出现明显的脱发。

（2）气血亏虚：中医认为，产后气血亏虚，"发为血之余，血旺则发旺"，头发的营养源于血，而头发的生机则源于肾精，头发的生长与脱落与肾精的盛衰有着密切的关系。

（3）过度劳累：除雌激素水平外，压力是产后脱发的主要因素之一，排减压力是最有效的治疗。压力较大者可寻找心理咨询，通过及时疏导来缓解焦虑情绪。

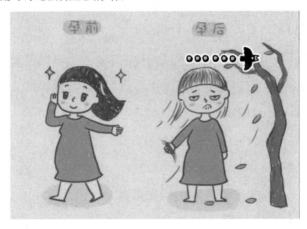

2. 产后脱发如何进行治疗?

（1）及时补充营养：产后脱发的病程具有自限性，通常 3～6 个月会停止脱发，不需要特别处理，雌激素水平正常之后 3～6 个月内毛发可以再生。适当地补充铁、蛋白质等，可进食一些鱼、肉、蛋、奶类食品有助于恢复。

（2）避免过度劳累：产后应注意休息，避免过度劳累，可进行少量的运动。

（3）注意正确的洗头方法：洗发宜先在手上搓出泡，并轻柔地在头上按摩，洗后用毛巾轻柔地擦干头发；脱发较多时，不宜烫染。

（4）中药调理效果明显：中医中药对于产后脱发有其独特的方法。主要以补益气血、益肾填精为治法，可以服用一些补血益肾的药物做茶饮，如何首乌、骨碎补、覆盆子、地黄等对头发的再生和防脱会有很好的改善作用。

推荐两款药膳：

1）当归芝麻糊：当归 15g、白芷 10g、川芎 15g、党参 15g、炙甘草 10g、糯米 100g、黑芝麻 100g。药材煎煮取汁，糯米、黑芝麻炒黄研成粉，与药汁煮成糊状。食后可补气养血。

2）桑葚蜂蜜膏：鲜桑葚子 500g、蜂蜜 250g。先将桑葚子洗净，用纱布包裹挤汁放锅内煎，稍浓缩后加入蜂蜜边熬边搅拌，熬成膏状。服之可滋养肝肾，乌须生发。

Tips　遇上了产后脱发的妈妈们不必过度紧张，这种脱发一般具有自限性，可以恢复，因此要调整心情，注意饮食及休息，也可以结合中药进行调理。

🌀 5　女人为何爱长黄褐斑？

黄褐斑是指发生于面部，以浅褐色或者深褐色色素沉着性斑片为特点的损美性皮肤病。主要好发于中青年女性。其发病与紫外线照射、内分泌紊乱、滥用化妆品、妊娠、某些慢性疾病、药物、微量元素缺乏、遗传等有关。中医认为主要因肝郁、脾虚、肾虚、血虚及冲任失调所致。

黄褐斑简单自我防治方法有如下几种。

1. 一般生活防治

首先注意防晒，外出时宜打伞、戴太阳帽、穿长袖衣裤，不要在日照高峰时长时间在户外活动；不滥用化妆品，尤其是劣质化妆品；注意摄入富含维生素 C（樱桃、红枣、苹果、葡萄、橘子和猕猴桃等）、维生素 A（胡萝卜、菠菜、鱼肝油、动物肝脏和牛奶等）、维生素 E（莴苣、卷心菜、芝麻、核桃仁、花生和大豆等）和微量元素锌（海产品、牡蛎、瘦肉、猪肝、鱼类和蛋黄等）的食物；禁食光敏性食物如苋菜、无花果、灰灰菜等；同时注意劳逸结合，避免过度疲劳，保持乐观积极的心态。

2. 药物治疗

可口服维生素 C、维生素 E；也可在医生的指导下静脉滴注复方甘草酸苷 80mg；对于顽固性严重患者，可使用还原型谷胱甘肽 1200mg，联合维生素 C 3g 静脉滴注，每日 1 次。

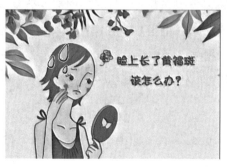

3. 中医治疗

中医主张辨证论治，根据不同的证型选择不同的方药。常见的证型和方药有：①肝郁血瘀证，选用加味逍遥散；②脾虚湿蕴证，选用参苓白术散；③肾精亏虚证，选用六味地黄丸；④冲任失调证，选用二仙汤。

4. 美容治疗

可选用美容护肤药物如 2％～5％氢醌霜、0.05％～0.1％的维A酸乳膏、3％的熊果苷霜等外涂。

5. 激光治疗

特别提醒，激光治疗术后皮肤会有灼痛感，甚至可能出现点状出血或水肿，治疗后应立即用胶原贴敷料湿敷面部 30 分钟，同时加用冷喷，缓解皮肤疼痛、红肿程度。3 天内避免用热水洗脸，可进行冷敷，暂不使用护肤品，待皮肤敏感性降低后，使用相对滋润的护肤品。

6. 选用安全且效果良好的防晒产品

建议选择物理防晒剂，且 UVB 防晒指数（SPF）＞30，UVA防护系数（PFA）＞＋＋。

　　Tips　黄褐斑重在预防，平时的面部养护非常重要，即使产生了黄褐斑，治疗方法也很多。在医疗美容技术日益发达的今天，大家选择祛斑、祛痘、美白等美容方法时一定要谨慎！在涉及药物治疗以及有创治疗时请选择正规的医疗机构，安安心心治疗，健健康康美丽！

☙ 6　美人痣不一定让你美丽

美人痣、泪痣、福痣……你有这些代表性的痣吗？在中国民间，痣是很有讲究的，不同部位、不同大小的痣都有着不同的寓意。这些说法主要来源于千百年来传统的相学，但是这些说法并没有什么科学依据。

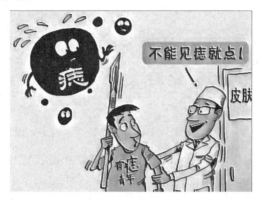

　　我们通常说的痣，就是色素痣，即有颜色的痣，是人类最常见的良性皮肤肿瘤，是表皮、真皮内黑素细胞增多引起的皮肤表面良性肿瘤。其实每个人全身至少都有 15～20 颗痣，只是每个人的痣有大小、形状、颜色、位置等不同。痣到底对人体有什么益处？英国的科学家做了一个研究，对 1800 位孪生兄弟、姐妹进行调查统计，发现长痣比较多的那个人，衰老得就相对缓慢（得老年病的概率比较低），而另一个长痣较少的则衰老相对快一些。但是，也并不是说人身体上的痣越多越好，有一些痣必须引起我们的高度重视，有些痣我们以为它是普通的痣，而实际上可能有很大的癌变风险，甚至就是恶性的痣。

　　那么我们该如何判断身上的痣到底是良性，还是恶性的呢？要正确判断，应该从以下几个方面进行观察，包括痣的部位、大小、颜色、多少、形状、生长速度等。

　　1. 位置：手心、脚心、甲床、黏膜部位、外阴部、口唇等部位的痣要注意，因这些部位的痣容易恶变成恶性黑色素瘤。这些部位的痣要避免摩擦、减少刺激，最好及早治疗，以防恶变。

　　2. 大小：直径小于 1cm 的痣一般无关紧要；直径为 1～2cm 的，可以选择性做手术；如果直径超过 2cm，那就一定要尽快做手术了，因为越大的痣，癌变的概率就越高。

　　3. 形状：如果痣的边界原本是对称规则的（一般是圆形），突然变得形状不规则、不清晰、不对称，那可能就是癌变的表现，要密切观察，及时治疗。

4. 颜色：痣的颜色一般是黑色，叫作黑素痣。如果发现痣颜色变化，颜色深浅不一，或者有一部分变为不同的颜色，甚至变得和正常肤色一样，这不一定是好事情，因为这也可能是癌变的一种征象。

5. 转移变化：黑素痣一般都是朝着水平位置缓慢平移生长。如果一个大的痣旁边突然长了很多小痣，就是我们说的"卫星现象"，说明痣在逐步转移。这也是痣癌变的征兆之一。

6. 局部皮损：本来表皮完好的痣，如果突然变得鼓起来，易出血，易溃破，难以愈合，那基本上可以确定这是个恶性的黑色素瘤。

Tips 既然许多痣都有可能导致癌变，这里提醒广大朋友一定要经常关注你身上的那些痣哦，一旦出现异常情况要及时去医院就诊。千万不要因一粒不起眼的小痣而丢了我们宝贵的生命。

7 头发怎么变白了？

中老年人出现白头发是正常生理现象，但中青年或少年出现白头发则属异常现象。那么头发变白到底有哪些原因呢？

我们知道，人的头发中都含有黑色素细胞，这些黑色素细胞使人保持乌黑的头发。如果某些原因导致黑色素细胞中的酪氨酸酶活性下降，就会使得毛发中的黑色素细胞合成逐渐减少，从而引起头发变白。

1. 青少年白发的可能原因

（1）营养不良：如缺乏蛋白质，维生素（维生素 B_1、维生素

B$_2$、维生素 B$_6$ 等），以及某些微量元素（铜、钴、铁等）。

（2）某些慢性疾病：如结核病，慢性贫血，内分泌疾病（垂体病、肾上腺皮质功能减退、甲状腺疾病等）。

（3）精神因素：如过度焦虑、悲伤等突发的严重精神刺激或心理创伤，或长期心理和压力过大、用脑过度等。

（4）过度劳累：长期过度疲劳，经常熬夜等。

（5）家族遗传因素：有的家族具有青少年头发变白或较早出现白头发的遗传病史。

2. 不同部位的白发预示人体不同脏腑的盛衰或病变

（1）两鬓白发提示肝火较旺。这些人多伴有口干，口苦，容易发脾气，遇事急躁，不够冷静。

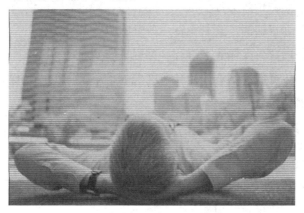

（2）头顶、后脑勺白发提示肾气亏虚。这些人可能伴有小便次数多，腰酸腿软，性功能下降，记忆力下降，头晕耳鸣等。

（3）前额白发提示脾胃功能障碍。这些人多伴有饮食习惯不良、消化功能欠佳，腹胀不适，大便溏稀，妇女白带清稀量多等。

（4）满头白发提示多脏腑病变。说明人体五脏六腑虚弱或功能失调，人体气血亏虚或气血运行不畅，精气不足，出现衰老。

3. 白发怎样预防呢

（1）保持积极乐观的生活态度，遇事不要过于急躁，不顺心的事要坦然面对，切忌过度悲观、忧伤和压抑等。

（2）合理搭配营养，B 族维生素类对黑色素细胞的形成及其正常的新陈代谢起非常重要的作用。微量元素铜、钴、铁等也是头发维持黑色的重要因素。因此要多吃富含 B 族维生素和微量元素的食物和药物，如黑豆、黑芝麻、羊肉、牛奶、鱼类、胡萝卜、小麦食品、何首乌、核桃、枸杞子、黄精、牡蛎等。

（3）积极治疗相关疾病，如结核病，贫血，营养不良，内分泌疾病（垂体疾病、肾上腺疾病、甲状腺疾病）等。

（4）经常按摩头皮，坚持每天早晨起床后和晚上临睡前，分别用双手手指按摩头皮 10~15 分钟，促进毛囊局部血液循环，有利于头发的营养供应和保持头发的浓密与乌黑。

（5）加强锻炼。坚持锻炼可以增强人体体质，提高机体免疫力，改善脏腑功能，有利于营养成分的吸收和利用，为头发提供足够的营养，减少人体衰老进程，推迟头发变白的年龄。

（6）注意劳逸结合，避免过度劳累，不长期熬夜，保持正常的作息习惯。

Tips　拥有一头乌黑光泽的头发，不仅是漂亮美丽的标志，更是人健康的象征。头发变白并非单一原因所致，可能是长期多因素或剧烈的高强度刺激所致，因此白发的预防和治疗也不是短期就能见效的，必须持之以恒，并且要找准原因。

8　夏天如何避免皮肤晒伤？

夏天是日照最充足，紫外线最强的季节。在没有任何防晒措施的情况下长时间把皮肤暴露于太阳下就容易造成皮肤晒伤。皮肤晒伤又称日光性皮炎，多发生在面、颈、手臂等暴露部位，根据皮肤反应轻重分为一度晒伤和二度晒伤。一度晒伤表现为局部皮肤经日晒后出现弥漫性红斑，边界清楚，24～36小时达高峰。二度晒伤表现为局部皮肤红肿后，继而发生水疱甚至大疱，疱壁紧张，疱液为淡黄色，自觉症状有灼痛或刺痒感，水疱破裂后呈糜烂面，不久干燥结痂，遗留色素沉着或色素减退。

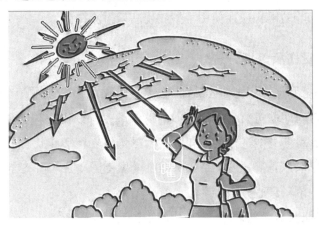

1.防晒小贴士

（1）外出时应戴遮阳帽，打太阳伞，穿长袖衬衣和长裤，尽量不要将身体直接暴露在太阳下。

（2）如果必须暴露在太阳下时，应避开日光强烈的中午，可选择上午10点之前和下午4点之后。

（3）外出时最好戴太阳眼镜，不同的太阳镜作用略有区别：①棕色镜片能清晰辨别颜色；②茶色镜片能看清物体细节，空气污染严重或多雾情况下佩戴效果较好；③蓝色和墨绿色镜片的太阳镜在开车驾驶时不要佩戴，容易引起交通标识的误判；④浅蓝色、浅粉红的镜片装饰性多于实用性。

（4）选择优质遮阳伞：①银灰色不透明的银胶涂层防晒性能好；②将伞撑开放在地上，影子颜色越深防晒效果越好；③蕾丝伞不防晒，涤纶纤维质地的比尼龙、全棉等材质的伞防晒效果更好；④伞布织纹紧密、颜色深的防晒效果好；⑤雨水对防紫外线涂层有腐蚀作用，不要在下雨天拿防紫外线伞当雨伞用。

（5）正确使用防晒霜：①SPF 值越高，防晒时间越长；②SPF 值不能累加；③出门前 10～20 分钟涂抹；④涂抹量为每平方厘米 2mg 时，才能达到应有的防晒效果；⑤油性的肌肤宜选择控油清爽的防晒用品；干性肌肤宜选择滋润补水的防晒用品；中性皮肤无严格规定；⑥防晒霜应在使用了护肤用品后再涂抹。

2. 晒伤后修复方法

（1）晒后急救原则：晒后 6～8 小时是晒后修复的最佳时间，暴晒后应对肌肤进行护理，例如补水，搽美白护肤品，改善皮肤因吸收了大量紫外线造成的老化现象，尽量恢复至晒前状态。如果能及时给肌肤以正确保养，可大大减少变黑变干或是晒伤机会。

（2）晒后急救方法

1）肌肤被晒伤后，可以立马用冷水外敷或直接冲洗、浸泡患处。具体做法：将晒伤部位浸泡在 10℃～20℃ 的冷水中 5～10 秒，或是直接冲洗 10～20 秒，重复 5～10 次。再用棉质软毛巾，轻轻按压吸去水分。

2）晒后肌肤需要补水保湿，可适当多喝水，选用有补水功效的爽肤水滋润晒伤部位，或在晒伤部位外涂芦荟胶，也可用保湿面膜湿敷患处。

3）去角质或美白，用保湿面膜湿敷后再涂抹美白润肤霜，在有斑点处用润肤霜轻轻按摩。

Tips 夏季外出活动，一定要注意防护，一旦出现晒伤要立即采取以上保养措施，如果出现大面积或较严重的晒伤要立即前往医院治疗。晒伤修复后期可补充水分和维生素，因富含维生素 C 的食物，如西红柿、橙子、柠檬、柑橘等，可阻断黑色素的生成，富含维生素 E 的食物，如多种坚果、海虾、绿色蔬菜、鱼油等，能减少皮肤中褐色素的产生与沉积。

9 夏日皮肤美白有绝招

炎炎夏日，强烈的紫外线容易引起皮肤黑色素细胞加速氧化形成黑色素小体，留在皮肤表面使皮肤变黑。阳光对皮肤的强烈照射，不仅让皮肤变黑、水分蒸发，使皮肤变得苍老和粗糙，甚至造成表皮层损伤。因此，夏季除做好防晒外，美白保湿也成为爱美女性的必修课。

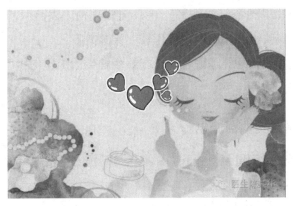

1. 夏季有哪些美白护肤的方法呢？

（1）夏季皮肤护理首要是补水。水是美容圣物，早晨醒来应空腹喝凉白开水 150～200mL，如在水中加几片柠檬，则美容效果更佳。晚上睡前 30 分钟喝凉白开水 100～150mL，让细胞充分吸收，可有效防止皱纹生成。

（2）多进食富含维生素 C 的果蔬，如黄瓜、草莓、西红柿、橘子、柠檬等，维生素 C 有滋润肌肤、美白皮肤、增强机体免疫力的功效。尤其是柠檬，柠檬中还含有维生素 B_1、维生素 B_2、有机酸、柠檬酸等多种营养成分，不仅有美白作用，还有很强的抗氧化作用，对促进肌肤的新陈代谢、延缓衰老及抑制色素沉着等十分有效。

（3）使用家里的淘米水来洗脸，会让皮肤得到柔和的美白护理。因为淘米水中的米糠油成分，含有丰富的维生素 B 和维生素 E，可以使肌肤抵挡紫外线的辐射，预防黑色素的生成，达到美白的效果。此外，淘米水配合洗面奶清洗面部皮肤，可去除脸部油脂垢，使皮肤白嫩光滑。

（4）油性皮肤的人，可在温水中加入一小勺白醋清洗皮肤，此种方法能使粗厚的角质层变薄变柔软，皮肤也会更加娇柔白皙。白醋洗脸要切记不可贪多贪快，如果过量使用，会烧坏皮肤角质层，让皮肤变得很薄。

（5）每天使用保湿面膜，而美白面膜每周使用 1～2 次。为让面膜的功效得到最好的发挥，在敷面膜之前，先将脸上的污垢洗净，外涂爽肤水及保湿乳液后再敷上保湿面膜。

（6）保证充足的睡眠时间，有效缓解生活工作的压力。多听音乐也是美白的好帮手哦。

2. 常见美白面膜制作方法

（1）柠檬面膜：将一个鲜柠檬榨汁后加一倍的水，再加入三大匙面粉调成糊状，随后敷在脸上，15～20 分钟取下，洗净脸部。每天 1 次，7 天为 1 个疗程。使用此面膜，可使皮肤更加白皙、润滑、细嫩，长期坚持能延缓皮肤衰老。

（2）牛奶面膜：准备一小杯鲜牛奶，将化妆棉吸满鲜奶，敷在脸上 15～20 分钟，取下化妆棉用清水将脸上的牛奶洗净。长期坚持，可以使肌肤细腻白净。夏天的时候，也可以把鲜奶放到冰箱里，敷上凉凉的面膜，会更舒服。

（3）珍珠蜂蜜面膜：取珍珠粉、蛋清、蜂蜜各适量，维生素 E 胶丸 1 颗混合均匀后涂抹在脸部，15～20 分钟后洗净。每周 1～2 次。此面膜具有美白、保湿和嫩滑肌肤的作用。

（4）木瓜牛奶面膜：将 1/3 个木瓜切块放入果汁机中，加入三大匙牛奶打成泥状，用化妆棉均匀涂抹在脸上，敷脸 15～20 分钟后洗干净即可。因木瓜内含有木瓜酵素，具有很好的清洁与柔肤效果，长期使用此面膜能使皮肤柔软光亮，和牛奶搭配能达到美白、滋润肌肤的作用。

（5）西红柿祛斑面膜：将 1 个西红柿捣烂取汁，加入 5mL 蜂蜜与 10g 面粉调匀。洁面后，均匀地涂抹在脸部，静敷 15～20 分钟，再用清水将脸洗净即可。建议每周使用 1～2 次。此面膜可使皮肤滋润、白嫩、柔软，长期使用还有祛除雀斑的功效。

Tips 美白保湿的第一步：要做好防晒工作，如何防晒及晒伤后皮肤修复请参考"夏天如何避免皮肤晒伤"。想要在夏季拥有白皙美丽的肌肤并不难，只要掌握一定的小诀窍就能做到。

✿ 10 如何远离痘痘？

痘痘，是指发生在面部的红色丘疹，中医称为"粉刺"，西医称为"痤疮"，因其好发于青春期故又名青春痘，是一种毛囊皮脂腺的慢性炎症性疾病。痤疮的发病主要与遗传、雄激素诱导的皮脂大量分泌、毛囊皮脂腺导管角化、痤疮丙酸杆菌繁殖、炎症和免疫反应等因素有关。多发于 15～30 岁的青年男女，好发于颜面、前胸和背部，多为对称性分布。主要表现为粉刺、丘疹、脓疱、结节、囊肿等。

1. 痘痘的类型
临床上根据病情轻重习惯将痤疮分为 3 度和 4 级。

2. 预防措施
（1）合理饮食：限制可能诱发或加重痤疮的辛辣甜腻等食物及

饮品的摄入，如：辣椒、油炸食品、甜腻的糕点、巧克力、可乐等；应多食新鲜蔬菜、水果和富含维生素的食物，如：黄瓜、西红柿、柠檬、苹果、香蕉、橘子、甜橙、柚子等。

（2）有规律的生活：避免熬夜，熬夜容易引起身体代谢紊乱，生理功能下降，进而影响面部皮脂腺的排泄，油脂不能及时排泄，毛孔堵塞，导致痘痘丛生。

（3）保持大便通畅：便秘使体内毒素不能及时排出体外，郁久化火，就会出现暗疮（痘痘）。

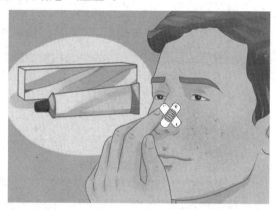

（4）保持面部清洁：多用清水洗脸，不要选择清洁力太强的清洁产品，以免造成刺激。可选用温和型的洁面产品，配合温水，轻柔地把脸洗干净，不要用力揉搓，切记不要用手挤压及搔抓粉刺。

（5）正确进行面部护理：很多人为了调理肌肤，会往脸上涂抹很多护肤品，其实这样的做法会伤害皮肤。日常护理只要洁面乳、爽肤水、清爽型的乳液和精华霜（或清爽型面霜）即可，乳液可以不用，精华霜（或清爽型面霜）是必需的。为了防止毛孔堵塞，尽量少化妆或不化妆。

（6）保持心情舒畅：心情压抑、烦躁会导致人体内分泌紊乱，也是造成痘痘生长的原因，所以要保持愉悦的心情。

3. 常用自我疗法

经常长痘痘的人可以用以下药物来帮助祛除痘痘。

（1）中草药：金银花、连翘、黄芩、石膏、知母、枇杷叶、山楂、大黄各 10g，水煎煮，代茶饮。

（2）口服药：金银花软胶囊、清热散结胶囊、新癀片、异维 A 酸胶囊、罗红霉素胶囊等。

（3）外用药：金黄膏、消痤灵搽剂、夫西地酸乳膏（适用于炎症性痤疮）、阿达帕林凝胶（适用于闭合性痤疮）等。

（4）在长痘痘期间禁用碘酒、碘酊等类药外搽。

Tips 痤疮是一种毛囊皮脂腺的慢性炎症性皮肤病，青少年发病率为 70%～87%，对患者的心理和社交有较大影响。日常生活中提倡健康的生活方式，积极预防。一旦痤疮较严重，建议及时前往医院进行专业治疗。

11 什么痣不能 "点"？

1. 什么是痣

痣有广义和狭义之分，广义包括各种先天性、后天性黑素细胞痣、皮脂腺痣等。医学上的痣是狭义的，又称色素痣。痣为人类最常见的良性皮肤肿瘤，是表皮、真皮内黑素细胞增多引起的皮肤表现。90% 以上的人都有数目不等和种类不同的痣。长痣的原因有皮肤受到刺激如化妆品刺激，还有不良生活习惯如熬夜，此外还有强烈的紫外线照射及内分泌失调等。

2. 痣的分类

（1）色素痣：属于黑素细胞的良性肿瘤，大小为针尖至硬币大小，形状为圆形，硬度与正常皮肤相同，颜色通常为黄、褐或黑色，但也可呈蓝、紫色或无色素沉着。根据部位不同分为交界痣、皮内痣、混合痣。

（2）毛痣：局部发黑，表面粗糙不平甚至隆起，并且长有硬质短毛。

（3）斑痣：又称斑点雀斑样痣或带状雀斑样痣，斑痣最初表现为均匀的棕褐色，类似咖啡斑的斑片。

（4）巨痣：也叫巨型先天性黑色素细胞痣，为皮肤的先天性肿瘤，其面积广而大，可分布在身体各处，有恶变的可能。

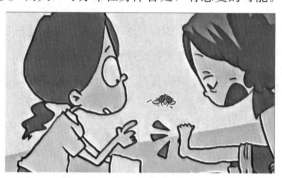

（5）疣状痣：表现为淡黄色至棕黑色疣体损害，大多呈乳头状隆起，多发生在男女生殖器、肛门及其周围，此时，往往容易误诊为尖锐湿疣。

（6）鲜红斑痣：又称毛细血管扩张痣，好发于面、颈和头皮，损害初起为淡红、暗红或紫红色斑片，呈不规则形，边界清楚，不高出皮面，可见毛细血管扩张，压之部分或完全褪色，表面平滑。

此外还有蓝痣、伊藤痣、太田痣、晕痣等。

3. 治疗方法

目前临床上常用的治疗方法有如下几种。

（1）激光治疗：适用于樱桃样血管瘤（俗称福痣）、色素痣、毛痣、太田痣等。

（2）电灼疗法：适用于疣、鲜红斑痣等。

（3）冷冻治疗：适用于雀斑、老年斑、黑痣等。

（4）化学药物治疗：适用于色素痣、斑痣等。

（5）中药外治如五妙水仙膏：适用于疣痣、皮脂腺痣、斑痣、色素痣等。

（6）手术切除：适用于巨痣、蓝痣等。另外，有以下情况的痣，也必须手术切除。

1）受到长期摩擦刺激的痣，如长在手掌、足底、颈项部、腹股沟、腰部的黑痣，这些部位的痣经常受摩擦会刺激痣细胞，使其变性增生，进而恶化。

2）出现不典型变化的痣。外观不典型的痣有恶变的可能，如很黑的痣，色素不均匀、边缘不平整或不规则、界线不清楚、左右不对称、直径大于 5mm 等。

3）单一的痣突然快速变化。生长速度突然加快，短时间内显著增大，颜色较以前明显加深，有疼痛或瘙痒感。

4）痣的表面有结痂、出血、溃破、感染等。

5）痣体上原有毛发出现脱落时。

Tips 爱美之心，人皆有之。但是点痣还是得格外注意，不能随意，需谨遵正规医院医生的诊断和治疗。痣可以出生就有，亦可后天发生。健康人皮肤上通常可找到 15～20 颗痣，这些痣绝大多数是良性的，无须治疗。但有些痣长在面部，影响容貌，可以选择采用不同的方法将其除去。但对于有恶变可能的痣，一定不能点，必须尽早采取手术切除治疗，以防恶变。

12 为什么头皮屑如此多？

几乎每个人的头发上或多或少都会出现头皮屑，尤其是在冬天，头屑会较其他时节多，如果头皮屑很多的话不仅很影响美观，令人十分烦恼，还有可能是某些疾病的表现。

1. 头皮屑是哪里来的

（1）生理性头皮屑：头皮屑是头部皮肤新陈代谢的产物，这是一种正常的头皮脱落的小片状鳞屑，就像皮肤新陈代谢会出现少量脱屑一样，并且不出现瘙痒、头皮发红等不适。生理性头皮屑的出现，与季节、年龄、性别、生活习惯、饮食、洗发剂、洗发次数等有关，生理性头皮屑不必过度担心。尤其在寒冷的冬季，冬天的空气湿度与温度低，头皮血液循环和新陈代谢受影响，且冬季气温低，人们洗头次数减少，导致细菌增加；另一方面，冬天洗头时用的水温较高，水温越高头皮越容易干燥，头皮屑增加。同时冬季人们喜食辛辣刺激食物抵抗寒冷，饮食辛辣刺激也会导致头皮屑的产生。

（2）病理性头皮屑：有很多原因会引起病理性头皮屑，比如真菌感染、脂溢性皮炎等，这些皮肤病会损伤头皮，引起头皮脱屑，常见疾病如下。

1）脂溢性皮炎，好发于皮脂分泌旺盛的部位，男性多于女性，除了头皮屑，还表现为头皮出油增多、瘙痒、脱发等症状；

2）头皮糠疹：常见于青春期，是头皮的生态平衡打破导致的，头屑增多且瘙痒。

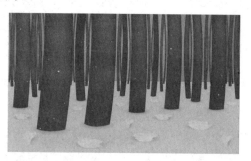

3）寻常型银屑病：一种慢性炎症性皮肤病，全身均可发病，表现在头发可见一典型的表现即头发成束，而且还可有头皮红。

4）阳光暴晒后头皮脱屑、空气成分改变、染发剂过敏等外界因素导致头皮屑增多。

2. 如何防治头皮屑

（1）平时应注意清淡饮食，多吃新鲜蔬菜水果，忌辛辣刺激油腻食物。

（2）注意生活有规律，不熬夜，调适心情，有助于增强免疫力。

（3）洗头时使用温度适中的水，洗发水应先在手上打出泡沫，再抹在头上，手法宜轻柔，不可用指甲搔抓，并冲洗干净，吹头发时，应将吹风机与头发保持 10cm 以上距离，不可用太热的风吹头发。

（4）不宜使用刺激性洗发剂，不宜长期使用去屑洗发剂，长期使用反而使头皮干涩，可能导致头皮屑的加重，若使用一段时间去屑洗发水却没有成效时，应考虑是否有其他疾病导致的头皮屑增加，需积极就诊寻找病因。

（5）洗发次数上，头皮油脂分泌旺盛的人宜隔天洗一次，头皮油脂分泌较少的人可减少洗头频率，一周两次即可。

（6）病理性头皮屑应当就医，针对性地治疗疾病。

Tips　头皮屑有生理性脱屑和病理性脱屑，不同情况处理方式不同，生理性脱屑可以通过自我调理使脱屑情况得到缓解，而病理性脱屑建议及时到医院针对问题进行诊疗。

13　皮肤病如何选择外用药膏？

在我们日常生活中，无法避免会碰到一些常见的皮肤病，严重程度一般，常让人感觉没有必要去医院，但却着实困扰大家的生活和工作，因此本文总结了不同种类皮肤病可选择的外用药膏，让大家可以根据自身情况去药店自行购买，以缓解轻症皮肤病带来的困扰。

1. 细菌性皮肤病

某些细菌如金黄色葡萄球菌、链球菌等可引起皮肤感染，常见的细菌性皮肤病有脓疱疮、毛囊炎、疖、痈等，这类皮肤病一般都有局部的红肿热痛，化脓是其典型特征。这类皮肤病外用药膏可以选择抗生素类，如莫匹罗星软膏（百多邦）、夫西地酸乳膏、那氟沙星乳膏、红霉素软膏等。

2. 真菌性皮肤病

这是一种由真菌感染引起的皮肤病，按生长部位不同而有不同的名称。真菌感染位于头皮的称为头癣；位于手指、头皮、毛发、掌跖和甲以外其他部位的为体癣；位于腹股沟、会阴、肛周、臀部的为股癣；还有手癣和足癣、花斑癣；等等。这类皮肤病可选用抗真菌药膏，如盐酸特比萘芬乳膏、阿莫罗芬乳膏、奥昔康唑乳膏、克霉唑乳膏等。

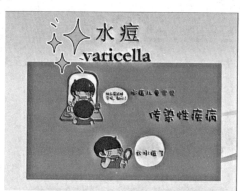

3. 病毒性皮肤病

这类疾病是指由病毒感染引起的、以皮肤黏膜病变为主的一类疾病。不同病毒感染所引起的皮损有很大差别，皮损主要包括赘生物型（如各种疣）、疱疹型（如带状疱疹）和红疹发疹型（如麻疹）。这类皮肤病可选择抗病毒药膏，如阿昔洛韦乳膏、喷昔洛韦乳膏、重组人干扰素 α2b 凝胶等。

4. 动物性皮肤病

这类疾病一般由昆虫和寄生虫侵犯皮肤引起，常见的动物性皮肤病有疥疮、隐翅虫皮炎、虱病，以及螨虫、蚊、蜂、跳蚤叮咬所引起的皮炎。这类皮肤病可外用糖皮质激素药膏，如复方醋酸地塞米松乳膏（三九皮炎平"红色装"）、丁酸氢化可的松软膏（尤卓尔）、倍他米松乳膏等。

5. 皮炎和湿疹

这类疾病一般由于某些外源性物质的刺激或者是由某些体内、外诱因引起的过敏性反应，包括接触性皮炎、特异性皮炎、湿疹、汗疱疹等皮肤病。这些疾病一般都有皮肤发红、起疹子，可有小水疱，瘙痒，搔抓后糜烂、渗液等特点。这类皮肤病可选择外用一些激素类药膏，如糠酸莫米松乳膏（中效激素）、卤米松乳膏（强效激素）、地奈德乳膏（弱效激素）等。

Tips 根据不同类型皮肤病选择不同外用药膏，但外用药膏不适合长期、大面积使用。中、强效激素类药膏不宜用于面部、外阴处等皮肤薄弱部位，长期使用可引起局部皮肤萎缩、色素沉着等。若使用药膏后症状无明显好转，建议及时至皮肤科就诊，配合口服或其他治疗药物效果更佳。

14 如何预防黑眼圈？

门诊经常有患者咨询眼圈为什么变黑变暗？是不是肾虚引起的？还是身体有其他疾病？又该如何防治呢？

1. 黑眼圈的常见原因

（1）熬夜

经常熬夜可导致眼周肌肉疲劳、微血管血流循环障碍，导致慢性缺氧，形成黑眼圈。

（2）过度疲劳

人过度疲劳时血液循环欠佳可导致眼周血管血流循环不畅，造成眼周肌肤瘀血而出现黑眼圈。

（3）用眼疲劳

由于用眼时间过长，导致眼周血管内的二氧化碳及代谢废物积累过多，而造成局部缺氧，导致黑眼圈。

（4）局部慢性炎症

由于暴晒、药物等引起眼周血液瘀滞形成类似红斑等炎症反应，导致色素沉积，形成黑眼圈。

（5）某些疾病

肝脏疾病（如长时间肝功能不全、肝硬化等），肾衰竭，心脏疾病（如心功能不全、心力衰竭等），眼周疾病（如静脉瘤、静脉曲张、水肿等），女性痛经及月经不调，眼部外伤，等等，可能导致眼周附近静脉瘀血，进而出现黑眼圈。

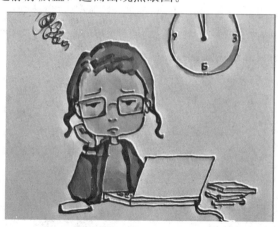

（6）遗传

先天性的眼周皮肤下垂或肌肉松弛、眼轮匝肌肥厚、泪沟下陷而出现局部的阴影或先天性眼皮色素沉着，进而出现类似黑眼圈的外观。

（7）年龄

随着年龄的增长，眼周附近的色素沉积逐渐变得更明显，眼部的皱纹也越来越多，故黑眼圈看上去也更为突出。

2. 黑眼圈的防治

（1）养成良好的生活习惯

规律作息，尽量晚上 11 点前睡觉，少熬夜，保持充足的睡眠；减少用眼疲劳，每间隔 1 小时注意休息或向远处眺望，定时做眼保健操；营养均衡，多吃蔬菜水果，多吃富含维生素 C 的食物。

（2）做好眼部防护

晴天注意戴墨镜防晒；避免使用刺激性强的眼部药物或保养品。

（3）局部热敷

为有利于促进血液循环，缓解眼部疲劳，加速黑色素的代谢，可用热毛巾敷在眼睛上，每日反复 2～3 次，眼部皮肤很薄，水温不宜太热。

（4）西医治疗

针对黑眼圈的不同病因，目前西医的治疗方法也多种多样。

1）外用去色素剂（如美白剂等）

通过抑制酪氨酸酶活性或黑素细胞的 DNA 合成，来减少表皮黑素和增厚表皮（颗粒层），进而达到去黑眼圈的目的，适用于先天性色素沉积或后天性色素沉积型黑眼圈的传统治疗，但见效较慢，效果一般。

2）激光/强光治疗

利用激光或强光局部治疗的方法，有效祛除真皮内的色素沉积，适用于后天性色素加深型黑眼圈。

3）注射填充

利用自身脂肪来注射填充，适用于因年龄增长而导致的皱纹及眼袋加深型黑眼圈。

4）微创手术治疗

对于眼皮老化松弛而引起假性皮肤色素加深，或者遗传等原因导致的黑眼圈，可考虑微创手术治疗。

（5）中医治疗

中医依据每个人不同的情况辨证施治，结合中药汤剂调理脏腑功能和改善局部血液循环，往往具有良好的疗效。

（6）药膳推荐

1）当归炖鸡

材料：当归 10g、川芎 10g、黄芪 20g、鸡肉 1000g，适当佐料。

制法：先将 3 味中药洗净及鸡肉剁好备用。然后在瓦煲内放入适量清水，用猛火煲至水煮沸。然后放入全部材料，改用文火继续煲一小时左右，加入适当佐料调味。

用法：每日 1~2 次，喝汤吃鸡肉。

功效：适用于血虚型的黑眼圈。

2）枸杞猪肝汤

材料：枸杞子 60g、猪肝 500g、生姜 20g，佐料少许。

制法：把枸杞子、猪肝、生姜分别洗净后，将猪肝、生姜切片备用。先将枸杞子、生姜加适量清水放在瓦煲内，猛火煲 15 分钟左右。后改用文火炖 10 分钟左右，再放入猪肝。待猪肝熟透，加佐料调味即可。

用法：每日 1~2 次，喝汤吃猪肝。

功效：适用于肝肾亏虚型的黑眼圈。

Tips　由于黑眼圈成因不一，我们应该在专业医生的仔细评估后，采取正确的防治方法，这样才能有效摆脱"熊猫眼"的烦恼。

15 严重脱发怎么办?

山清水秀悦人眼,头发寥落人伤悲。经常有朋友和患者问,最近头发掉得很厉害怎么办?

脱发分生理性脱发和病理性脱发两种。正常情况下,由于人体新陈代谢等原因,每天会有一定数量的头发掉落,一般每天脱发30~50根,最多不会超过100根,且与年龄、季节等因素有关,一般秋冬季节脱发较明显。

病理性脱发大概有以下6种情况。

1. 雄激素源性脱发

也称早秃。与遗传和雄激素分泌过多有关,以前额及头顶部渐进性脱发为特征,多见于20~30岁男性。治疗该类脱发可用米诺地尔酊外擦,非那雄胺口服,后期可进行头皮毛发种植术。

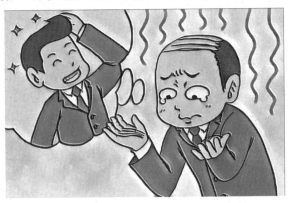

2. 脂溢性脱发

因头部皮脂溢出过多导致,常伴有头屑增多,头皮油腻,头皮瘙痒不适。多见于皮脂腺分泌旺盛的青壮年,一般自头顶部开始脱发，蔓延及额部。溢脂性脱发要少食油腻及辛辣刺激食物，勤于洗头，局部可用中药煎水外洗去除油脂，减少皮屑，消炎止痒。

3. 精神性脱发

俗称"鬼剃头"，与突然精神情志刺激或精神高度紧张有关。表现为头部突然出现圆形或椭圆形斑状脱发，患部无特殊不适，头皮光滑发亮，严重者头发全部脱光，甚则眉毛、胡须、腋毛、阴毛等均脱落。本病的治疗措施主要是寻找诱因、进行心理疏导，放松心情，可用鲜生姜切片搽脱发处至头皮发红，每天搽 2 次。

4. 化学性脱发

肿瘤患者接受抗癌药物治疗，或长期使用某些化学药物如庆大霉素、别嘌呤醇、卡比马唑、硫尿嘧啶、三甲双酮、普萘洛尔（心得安）、苯妥英钠、吲哚美辛、阿司匹林、避孕药，以及使用烫发剂、洁发剂、染发剂等均可引起脱发。这类脱发患者注意掌握药物的剂量和疗程，尽量少染发。待这些药物或染发剂等不再使用时，头发可逐渐生长。

5. 症状性脱发

许多疾病可以引起脱发，如贫血、产后体虚、肝肾疾病、营养不良、系统性红斑狼疮、干燥综合征、伤寒、肺炎、脑膜炎、流行性感冒、甲亢、肿瘤等。因这类脱发只是原发疾病的一种症状，故名症状性脱发。针对此类脱发，主要是积极治疗原发疾病，身体康复后头发会重新长出。

6. 感染性脱发

真菌、寄生虫、病毒、细菌等感染也可引起脱发。这种脱发同时伴有原发疾病，如头癣、扁平疣等。这种脱发应针对所感染的病原体选择相应的治疗方法，如克霉唑、土桂皮酊外搽。

Tips 以上简要介绍了几种脱发的常见原因与防治措施。各种脱发症状不同，既可以是一种原因，也可以是多种原因同时影响。如果出现较严重的脱发，一定要及时去医院做相关检查，尽快找出原因并进行针对性治疗，以免延误病情。

16　皮肤瘙痒的原因有哪些?

皮肤瘙痒是绝大多数人都曾出现过的症状，一般无大碍，有的是正常的身体反应，但有一些皮肤瘙痒可能是某些皮肤疾病的表现或某些内脏疾病和全身性疾病的先兆或并发症。因此，皮肤瘙痒千万不可掉以轻心，特别是反复发作的皮肤瘙痒或瘙痒持续不缓解的情况。

那么，皮肤瘙痒具体有哪些原因呢?

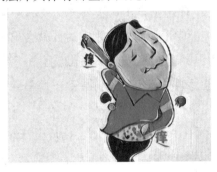

1. 生理性皮肤瘙痒

（1）运动后或夏天气候炎热，身体出汗较多，汗液浸渍，某些娇嫩的皮肤可因汗盐的刺激而轻度瘙痒。

（2）秋冬季节，气候干燥，皮肤缺乏水分滋润也会产生脱屑瘙痒的症状。

（3）洗澡过于频繁，身体表面油脂缺乏，也会因缺少滋润而出现瘙痒。

2. 病理性皮肤瘙痒

（1）皮肤本身的病变：如风疹、手足癣、股癣、疥疮、痱子、湿疹、过敏性皮炎、脂溢性皮炎、药疹、荨麻疹、神经性皮炎、老年性皮肤瘙痒症等绝大多数皮肤病都有瘙痒的症状。

（2）身体其他疾病引起的皮肤瘙痒

1）妇科炎症：可引起外阴瘙痒；如发现外阴部瘙痒要特别检查是否有滴虫、白色念珠菌感染等妇科炎症。

2）精神情志因素：抑郁、紧张、烦躁等不良情绪的刺激，都有可能造成局部或全身皮肤瘙痒。

3）维生素的缺乏：B族维生素缺乏也容易引起皮肤瘙痒，如维生素 B_2 的缺乏会出现各种皮肤疾病，如对光过度敏感、皮肤干燥瘙痒；维生素 B_3 的缺乏会导致人情绪低落，这本身也是诱发皮肤瘙痒的原因之一。

4）肝胆疾病：有研究显示，40％～60％的肝胆疾病患者，在肝部不适、肝功能异常以及黄疸出现的时候就会出现皮肤瘙痒。

5）肾脏疾病：肾病患者也会出现皮肤瘙痒，特别是肾病晚期，由于体内毒素不能及时排泄出去，可导致皮肤瘙痒，同时会伴有皮肤丘疹、红斑等皮肤损害。

6）糖尿病：约有10％的早期患者会出现全身性或局部性的皮肤瘙痒，而且比较顽固，这是因为糖尿病患者微血管循环差、血液中糖分高导致局部细胞的功能变差及霉菌感染皮肤而引起皮肤瘙痒。

7）甲状腺功能异常：不管是甲状腺功能亢进或甲状腺功能减退，都可能出现皮肤瘙痒的情况。

8）恶性肿瘤：某些恶性肿瘤发生时也会伴有皮肤瘙痒，如淋巴癌、胃癌、肠癌、肝癌、卵巢癌和前列腺癌等。这种由肿瘤引起的瘙痒大多较顽固，如果你的身体出现长时间无明显原因的瘙痒就需要引起重视了。

那么当皮肤出现瘙痒的时候，我们该怎么预防与护理呢？

1. 根据季节和天气变化，适时增减衣服，注意防止过热、过冷和过湿。

2. 穿的衣服一定要干净、宽松一些，最好是穿棉质的衣服。

3. 保持皮肤清洁卫生。夏天 1～2 天洗澡 1 次，秋冬季节 3～4 天洗澡 1 次，皮肤干燥及老年患者可适时延长洗澡间隔时间。洗澡时要使用中性沐浴液，不要用力搓皮肤，特别是不要用热水烫洗，越用热水烫洗，皮肤受到刺激就越痒，造成恶性循环。

4. 保持心情愉悦，遇事豁达开朗。饮食宜清淡，多吃新鲜水果和蔬菜。避免饮酒，少喝浓茶，少进食辛辣刺激性食物。

5. 保持大便通畅，养成定时排便的习惯。便秘者可多吃一些含纤维素较高的食物，如豆类、芹菜、土豆等。

6. 对过敏体质的人，要避免接触过敏源，在饮食上最好不要吃海鲜、牛奶、蛋、酒等食物。

7. 对反复发作或持续不退的皮肤瘙痒一定要及时去正规医院诊治。因为很多皮肤瘙痒都是身体其他疾病的一种外在表现，千万不能掉以轻心。

Tips 引起皮肤瘙痒的原因很多，大家一定要注意皮肤保养，减少生理状况下的皮肤瘙痒程度，适当应用护肤品很有必要。

如果皮肤瘙痒剧烈、持续不减或反复发作，一定要尽快去正规医院就诊，不要擅自涂药，以免延误病情。

17　手足脱皮如何防治？

日常生活中有许多朋友经常出现手脚干燥、脱皮，甚至开裂。手脚脱皮不仅影响美观，让人不敢伸出双手与人握手，严重的手脚开裂可带来疼痛，甚至更让人举步维艰。那么究竟是什么原因导致手脚脱皮？又有哪些防治方法呢？

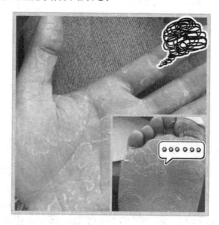

1. 手足脱皮的常见原因

（1）生理性脱皮

1）正常的角质代谢：人体皮肤有自身代谢的周期，随着新陈代谢，皮肤角质层会剥脱，新的皮肤自然形成，大部分人每年都会有 1~2 次。

2）气候变化引起：夏末秋初季节交替时，空气中的湿度降低导致天气比较干燥，自身补水不够，体内水分缺失，继而导致皮肤干燥、脱皮。

（2）病理性脱皮

1）各种皮肤病：常见的皮肤病如手足癣、手足湿疹、汗疱疹、接触性皮炎、神经性皮炎、干燥性皮炎、剥脱性角质松解症、银屑病等，常和手脚容易出汗、体质敏感、自身免疫低下有关，初期往往表现为红斑、丘疹、水疱等，后期多表现为干燥、脱皮，严重者甚至出现开裂。

2）缺乏维生素：因营养不良引起的手脚脱皮一般与缺乏维生素 A 有关。维生素 A 属于脂溶性维生素，对皮肤的表层有保护作用，维生素 A 摄入不足就会引起皮肤干燥和脱皮等现象。

（3）其他原因的脱皮

经常接触洗涤用品时，如果不戴手套就可能出现手部脱皮干燥。洗涤用品如洗手液、肥皂、洗衣液、洗洁精等均属于碱性物质，在清洁物体表面污垢的同时也容易带走皮肤表面的油脂及水分，长期接触容易引起手部干燥、脱皮。

2. 防治手足脱皮的方法

（1）积极治疗原发病

对于各种皮肤病所致的脱皮，应当首先治疗原发皮肤病，真菌感染者应外用抗真菌软膏，皮炎湿疹患者可外用糖皮质激素软膏进行治疗。

（2）避免接触过敏的物质

如油漆工人长期接触油漆，护士经常配药，均容易导致皮肤敏感，继而引起脱皮，此种情况应注意防护，接触时最好戴手套。

（3）注意皮肤保养

洗手时尽量用温水，洗手后可涂抹护手霜，保持手部的湿润。鞋子应以宽松、舒适、透气为好，避免摩擦和出汗过多，保持足部干燥清洁。皮肤干燥者可早晚使用润肤剂涂擦手足，常用的润肤剂有甘油、橄榄油等，对于开裂者，可选用凡士林涂擦局部，涂擦后以薄膜封包，效果更佳。

（4）饮食防治

对于维生素 A 缺乏导致的手足脱皮，应多食富含维生素 A 的食物。动物性食物如鱼肝油、动物肝脏、鸡蛋、牛奶、鱼类、贝类等；植物性食物主要有深绿色或红黄色的蔬菜、水果，如胡萝卜、红心红薯、菠菜、辣椒、芒果、柿子等；中药如防风、紫苏、藿香、枸杞子等也富含维生素 A，可冲泡代茶饮。

（5）外治小妙招

1）米醋疗法：每次洗完手足，蘸少许米醋，在手足上反复揉搓，之后无须再洗净，每天进行 3~4 次，每次操作后可戴上胶皮手套保护双手。一般经过 3~5 天，手足脱皮或干裂的现象就会缓解。

2）马铃薯疗法：取 1 个马铃薯煮熟后，剥皮捣烂，加少许凡士林调匀，放入瓶内备用。每次取适量涂于患处，每天 1～3 次。

3）香蕉疗法：用香蕉皮擦患处，每天 3～5 遍，也可将香蕉放炉旁焙热，热水洗手足，待患处皮肤变软后用香蕉泥擦患处，可改善症状。

Tips　手足出现脱皮的时候，多数人喜欢用手去撕扯，以为撕掉那层"死皮"就可以恢复原来光滑亮洁的皮肤，殊不知这样很容易弄破皮肤，导致感染。发现手脚脱皮，要尽量避免接触可能引起皮肤过敏的物质，同时注意手足保养，若常规养护无效，一定要及时处理，最好到医院就诊，明确脱皮的具体原因，在医生的指导下对症治疗。

18　秋季如何防治嘴唇干裂？

嘴唇干裂是一种常见的临床症状，大部分人一生中都会多次遇到。嘴唇干裂多因体内水分或维生素缺乏以及不良生活习惯引起，秋季气候干燥时最常见。长期的嘴唇干裂也可能是某些疾病所致，如慢性唇炎、过敏性皮炎、湿疹、干燥综合征等。嘴唇干裂不但影响美观，严重者还会引起出血、感染和疼痛，影响生活质量。嘴唇干裂如何防治呢？

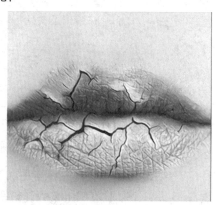

1. 积极治疗原发病

因原发病所致的嘴唇干裂，应积极治疗原发病，慢性唇炎者可局部外用抗生素或激素类软膏；过敏性皮炎及湿疹者可全身抗过敏治疗配合局部外用激素类软膏；干燥综合征者以局部对症治疗为主，若出现器官受损时则应行全身系统治疗。

2. 自我防治方法

（1）补充水分

秋季气候干燥，空气中本就缺少水分，当人体饮水量不足时，皮肤缺乏水分滋养，嘴唇容易出现干燥。因此，充足的饮水量能有效防止嘴唇干裂，健康成年人一般每天至少 6~8 杯水（共约 2000mL）。

（2）调整饮食结构

如果是嘴角干裂，有白色分泌物，一般是缺乏维生素的表现，此时应注意内在调理。饮食以清淡为主，不吃或少吃辛辣、烧烤等刺激食品，多吃富含维生素的水果和蔬菜，如黄豆芽、油菜、黄瓜、西红柿、白萝卜、甘蔗、香蕉、梨、荸荠、苹果等。

（3）纠正不良生活习惯

许多人都犯了这样一个错误，嘴唇干燥的时候，就会舔嘴唇或用唾液湿润嘴唇，以为这样就能让嘴唇远离干燥的困扰，殊不知这种习惯对唇周皮肤是有害的。一方面，嘴唇部位是黏膜，没有汗腺也没有油脂分泌功能，当舌头舔嘴唇时，唾液带来的水分不仅会很快蒸发，还会带走唇部本来就匮乏的水分，造成越干越舔、越舔越干的恶性循环。另一方面，唾液中含有淀粉酶等蛋白质，水分蒸发后淀粉酶就粘在嘴唇上而引发深部结缔组织的收缩，唇黏膜发皱，导致嘴唇干燥更加严重，甚至发生肿胀、感染等情况。

（4）正确使用润唇膏

很多人都是等到嘴唇开始干裂时才使用润唇膏，其实润唇膏应该在嘴唇健康的时候就开始用。润唇膏最好选用含椰子油、甜杏仁油、蜂蜡等天然滋养成分的，尽量少用持久型唇膏，因为持久型唇膏质地较干涩，会使唇部更干，也可以选用较滋润的唇蜜。若出现干裂较重、流血，甚至肿胀、感染等情况时，可换用金霉素或者红霉素眼膏，眼膏中含有大量的凡士林，不仅有润唇的功效，还可以消炎杀菌。若是对润唇膏或者眼膏过敏的人，可用棉签将香油或蜂蜜涂抹到嘴唇上，也能起到很好的保湿润唇作用。

（5）戴口鼻罩

如果外出或长时间户外活动时，可以戴口鼻罩，减少水分蒸发。

 嘴唇干燥最常见的原因是体内水分或维生素缺乏，以及不良生活习惯，气候干燥等。一般而言，通过补充水分、调整饮食结构、纠正不良生活习惯及使用润唇膏可以缓解症状。若唇部的皲裂、结痂等症状经以上方法处理仍然长期不愈者，则应及时到医院就诊，尽早查清病因，对症治疗。

19 揭秘皮肤瘙痒的秘密

皮肤瘙痒是一种常见的临床症状，许多皮肤瘙痒都是一过性的，可以自行缓解，但有一部分瘙痒持续很长时间，甚至需要通过治疗才能消失。皮肤瘙痒一般不留下后遗症，但严重的瘙痒让人忍不住不断地搔抓，久而久之皮肤就会出现抓痕、血痂、皲裂、色素沉着、皮肤变厚、粗糙等，严重者甚至出现感染。究竟哪些原因会引起皮肤瘙痒呢？

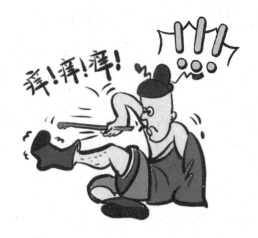

1. 生理性皮肤瘙痒

（1）秋冬季气候干燥、皮肤缺少水分滋润，夏季天气炎热，皮肤多汗，均可引起瘙痒或使瘙痒症状加重。

（2）老年人皮肤及其附属器官萎缩，含水量下降，皮下脂肪变薄，皮肤干燥，血液循环差，适应能力下降，也容易发生瘙痒。

（3）伤口愈合过程中出现局部轻微瘙痒是一种正常的生理反应。

2. 病理性皮肤瘙痒

（1）内科疾患导致的皮肤瘙痒

1）糖尿病：糖尿病患者周围神经末梢容易发炎，表皮微循环差，血液中糖分高，真菌容易入侵感染皮肤、汗液分泌减少导致皮肤干燥等均可引起瘙痒。常表现为全身或局部皮肤游走性、阵发性瘙痒，以夜间发作为重，无任何原发性皮肤损害，严重者可出现抓痕、红斑、丘疹、色素沉着、皮肤干燥脱屑、血痂和皮肤肥厚皲裂等继发性损害。

2）甲状腺功能异常：甲状腺功能亢进和减退均可发生皮肤瘙痒。甲状腺功能亢进时基础代谢增高、多汗和精神紧张等能引起皮肤瘙痒。甲状腺功能减退时出现黏液性水肿可引起全身瘙痒。

3）肝胆疾病：慢性肝胆病可引起胆汁淤积，胆盐进入皮下，刺激末梢神经，可引起非常顽固的局部或全身瘙痒。

4）肾病：慢性肾病特别是尿毒症患者，体内毒素能使皮肤汗腺、皮脂腺萎缩，从而使毒素在皮肤沉积，刺激皮肤产生全身性顽固瘙痒，其痒难忍。

5）肿瘤：瘙痒与某些内脏恶性肿瘤密切相关，但目前原因尚不明确，可能是肿瘤组织细胞会产生组胺及一些生物活性物质，刺激皮肤的感觉神经末梢而引起。

6）中枢神经系统疾病：神经衰弱、脑动脉硬化、脑水肿和脑肿瘤等，会降低中枢感受器止痒阈值，导致皮肤瘙痒。

7）血液系统疾病：真性红细胞增多症及缺铁性贫血等也可导致皮肤瘙痒。

（2）外科疾患引起的皮肤瘙痒

1）皮肤疾病：湿疹、荨麻疹、药疹、接触性皮炎、神经性皮炎、皮肤瘙痒症等皮肤疾患可导致皮肤瘙痒。

2）肛门疾病：痔疮、肛瘘、肛裂、脱肛等会引起肛门周围皮肤瘙痒。

3）肠道疾病：直肠癌、结肠癌、肠道寄生虫等疾病也会引起肛门部位瘙痒。

（3）其他因素

1）饮食因素：虾、蟹、海鲜、牛肉、羊肉、狗肉等辛香燥烈的食物均容易引起或加重过敏而导致瘙痒。

2）理化因素：穿着皮毛、化纤品、粗糙的内衣也容易刺激皮肤引起瘙痒发作；使用碱性过强的肥皂、洗衣液、洗涤剂，接触各种化学物品等也可引发皮肤瘙痒。

3）感染因素：如寄生虫感染，临床表现以肛门周围、外阴部瘙痒为主；女性白带过多、阴道滴虫等也可导致皮肤瘙痒发生，局部皮肤慢性炎症也可引起皮肤瘙痒。

Tips　以上这些都是可能引起皮肤瘙痒的常见原因。皮肤瘙痒是否发生，瘙痒的严重程度，瘙痒的范围等都因人因病而异。一般而言，一过性的轻微皮肤瘙痒无大碍，如果出现长期、反复的瘙痒，无论严重程度如何，都应引起重视。要及时查明引起瘙痒的原因，防止疾病加重和恶化。

20　灰指甲如何防治？

灰指甲（手足癣），是一种常见的皮肤病，是由皮癣菌、酵母菌及非皮癣菌等真菌侵犯甲板或甲下所引起的。主要表现为甲板表面一个或多个小的浑浊区，外形不规则，可逐渐波及全甲板，致甲面变软、下陷，有时也可出现甲板裂纹、变脆或增厚，呈棕色或黑色。灰指甲不仅影响美观，还会影响日常生活和工作，让人烦恼不已。我们该如何防治呢？

1. 局部擦药

（1）常见药物：30％冰醋酸、特比萘芬酊、阿莫罗芬甲搽剂等。

（2）方法：先用指甲锉将不规则坏甲磨薄（2 天一次为佳）；再以祛癣洗剂或 10％冰醋酸泡病甲，每日 1 次；最后用以上抗真菌外用药局部涂抹，每日 2 次，持续使用 1 个月以上。

2. 口服药物

不同药物的服用方法不同，且这类药物必须达到真菌所寄生的甲板处才能发挥抗菌作用，用药量大，用药时间长，需定期监测药物不良反应，所以建议在医生的具体指导下使用。一旦出现不良反应，应及时停药。

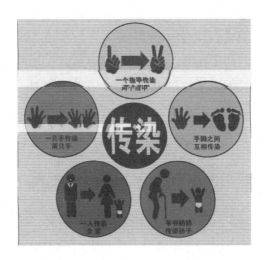

3. 自我预防

（1）气温高、湿度大是真菌感染的主要条件，因此要注意室内通风换气。

（2）经常换洗床单被套和衣物，保持被单衣物的干燥和清洁，不要给真菌营造适宜生长繁殖的外部环境。

（3）平时勤洗脚、勤换袜，鞋袜经常晾晒，保持足部与鞋袜干燥清洁。

（4）不和他人共用日常生活用品，不与他人共用洗浴用具，不互借鞋袜、洗脚盆、擦脚巾等，避免交叉感染。

（5）对于灰指甲（手足癣）患者，日用品应定期用沸水消毒，或者置阳光下曝晒。

（6）加强体育锻炼，增强身体抵抗力，人体抵抗力增强后，对提高抗真菌感染能力有很大的帮助。

Tips　灰指甲是一种非常难治的真菌感染性疾病，即使通过正确方法治愈，还可以再次感染，因为真菌在空气中无处不在，所以不但要重视治疗，更要重视预防。一旦患上灰指甲，建议在专科医生的指导下进行系统规范治疗。

21　皮肤干燥如何防治？

　　每到秋冬季节，很多人都会发现自己的皮肤出现明显的干燥现象，特别是老年人，轻则不适，重则干燥瘙痒、脱屑脱皮，严重影响生活。皮肤干燥具体有哪些原因？如何防治皮肤干燥呢？

1. 常见原因

（1）生理性皮肤干燥

1）随着年龄增长，老年人皮肤及其附属器官逐渐萎缩，皮脂分泌减少，皮肤保存水分能力下降，从而使皮肤变得越来越干。

2）内分泌改变，如妇女在绝经后，雌激素分泌减少，也可导致皮肤干燥。

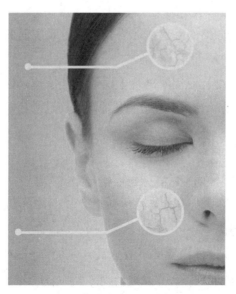

3）外界气候的变化，尤其是秋冬季节。因气候干燥使皮肤表面缺乏水分滋润，另外气候寒冷使人体新陈代谢下降，导致皮脂腺

和汗腺分泌减少，皮肤亦缺乏滋润，两者共同作用导致了皮肤干燥。

4）喝水太少，使体内水分缺乏，皮肤失去水分的滋润，也会引起皮肤干燥。

5）长期待在温暖干燥的房间内，皮肤缺乏水分滋润。

（2）病理性皮肤干燥

1）常见的皮肤病如老年皮肤瘙痒症、鱼鳞病、神经性皮炎、银屑病、慢性湿疹等。

2）维生素 A 缺乏所致的营养障碍性疾病，表现以四肢伸侧、肩颈部、背部、面部出现皮肤干燥、粗糙、脱屑等症状。

3）其他疾病导致体内水液丢失过多。

（3）其他原因

1）睡眠不足、疲劳、过度减肥及偏食等，均容易出现皮肤干燥、粗糙的现象。

2）洗澡时水温过高，时间过长，或频繁泡温泉，均可导致皮肤表面皮脂缺乏和水分流失，引起皮肤干燥。

3）使用刺激性的香皂或沐浴露，使皮肤表面的皮脂清除得太彻底，缺少滋润。

4）某些药物有使皮肤出现干燥的不良反应，如部分降血压药物、抗过敏药物、治疗青春痘和其他皮肤问题的药物等。

2. 如何防治

（1）保证足够的睡眠，保持心情舒畅。

（2）秋冬季节同样有紫外线照射，长期户外活动时应注意防晒，如擦防晒霜。

（3）秋冬季节洗澡频率不宜太高，每周 2～3 次即可，水温不宜太高，时间控制在 5～10 分钟。

（4）选用中性或弱酸性，不含香精和防腐剂的沐浴露。

（5）健康成人正常情况下一般每天饮水 1500～2000mL，饮水方法以少量多次为好，不要等到口渴了才喝水。

（6）秋冬季节宜少食用辛辣刺激和过于温燥的食物，少饮烈性白酒，不吸烟，以免影响机体对水分的吸收。

（7）多食用富含维生素 A、维生素 B 及高膳食纤维的食物，如坚果类和新鲜瓜果蔬菜等。如鲜藕、胡萝卜、白萝卜、银耳、核桃仁、黑芝麻、蜂蜜、甘蔗、枸杞子、百合、梨、荸荠等。

（8）冬季长时间开空调取暖，或是火炉取暖时，可使用加湿器，或在室内放几盆清水，或用矿泉水喷雾来补充水分。

（9）选用含杏仁油、橄榄油等成分的润肤霜或润肤膏，其滋润、保湿效果良好，还有深度锁水的功效，于洗脸、洗手、洗澡后涂抹于相应部位；唇部护理可选用含椰子油、蜂蜡等天然滋养成分的唇膏或较为滋润的唇蜜；若膝盖、肘部干燥症状严重者，可涂抹甘油、凡士林后用保鲜膜局部封包 40~60 分钟，促进润燥剂吸收，保持皮肤水分。

> **Tips** 皮肤干燥的预防需从加强皮肤日常护理，合理调节饮食结构，保持良好的生活习惯，坚持多饮水、多吃瓜果蔬菜，调整作息时间，保持良好的心态等方面入手。但各种皮肤疾病所引起的皮肤干燥，则要积极治疗原发疾病，最好在专科医生的指导下合理用药。

22　被冤枉的 "鸡眼"

小张 3 个月前发现左足底长出一个小硬结，不痒不痛。邻居王娌驰建议他用鸡眼膏治疗，她还说以前她的就是用鸡眼膏贴好的，效果非常好。但是 3 个月过去了，小张的"鸡眼"不但没有治好，反而越长越多，越来越大了。后经人介绍到我院门诊就诊，我查看小张的"鸡眼"后发现，小张长的不是鸡眼，而是跖疣。

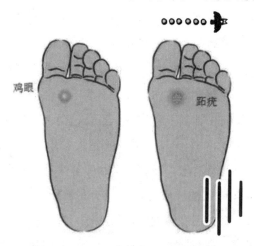

1. 什么是跖疣和鸡眼？

（1）跖疣是足底皮肤感染人类乳头瘤病毒所引起，属于病毒性皮肤病。好发于足跖部，表现为圆形或椭圆形灰黄色角化斑块，中央凹陷，较软，表面粗糙无皮纹，边缘绕以稍高的角质环，皮损角质层刮除后可见黑色小点或者点状出血。初始可单个发生，以后逐渐增多，一般无明显痒痛感，走路或挤压时疼痛。

（2）鸡眼是由于长期机械刺激引起角质层增生所引起，属于物理性皮肤病。好发于足跖、趾、足缘等部位，多因足趾畸形、鞋过紧过小、长期不穿袜子、赤足远行等原因使足趾部位过度挤压摩擦所致。具体表现为圆锥形角质栓，外围透明黄色角质环，表面光滑，稍隆起，境界清楚，稍透明。因外形酷似鸡的眼睛而得名。一般单发，行走疼痛或压痛明显。

2. 如何辨别跖疣和鸡眼？

（1）看黑点：表面有黑点的是跖疣，无黑点的是鸡眼。这些黑点是由于跖疣生长过快，毛细血管破裂形成的。

（2）看数目：跖疣是由病毒引起的，一般数目较多，而且还会逐渐增加；鸡眼是由于外伤、压迫、摩擦等引起的，常单发。

（3）看速度：跖疣一般 1 个月就可以长大；鸡眼生长较慢，需要半年甚至更长时间才能形成。

（4）看疗效：如果用了鸡眼膏之后，"鸡眼"没有治好，反而越来越大，越来越多，则考虑跖疣。

3. 如何防治跖疣和鸡眼？

（1）跖疣主要采用外用药物和物理方法进行局部治疗，系统药物治疗多用于皮损较多或久治不愈者。

1）外用药物治疗：适用于皮损较大，不宜采用物理治疗者。常用药物有维 A 酸乳膏、5-氟尿嘧啶软膏、咪喹莫特乳膏等。

2）物理治疗：适用于皮损数目较少者，包括冷冻、激光、电灼等。

3）系统药物治疗：可以试用干扰素等免疫调节剂。中药以清热解毒散结为治法，临床效果较好。

4）预防：防止外伤，在体力劳动或容易受伤的工作人群中注意劳动保护是关键。

（2）鸡眼可外用鸡眼膏、水杨酸软膏，但应注意保护周围正常皮肤，也可用手术方式将鸡眼切除。此外，冷冻、激光等方法也可选用。鸡眼的预防主要是去除诱因，尽量避免摩擦和挤压，鞋应适足。

Tips 跖疣和鸡眼虽然临床症状很相似，但病因却不相同，因此治疗方法也大相径庭。如果发现脚上长了硬结，建议到正规医院就诊，明确病因并在医生的指导下进行治疗，切勿自行在家盲目用药，以免适得其反，耽误病情。

23 你了解白癜风吗？

白癜风是一种原发性的局限性或泛发性皮肤色素脱失症，又称"白癜""白驳风"。病变好发于受阳光照射及摩擦损伤部位，病损多对称分布。白斑境界清楚，边缘色素较正常皮肤增加，白斑内毛发正常或变白。白斑还常按神经节段分布而呈带状排列。除皮肤损害外，口唇、阴唇、龟头及包皮内侧黏膜也常受累。

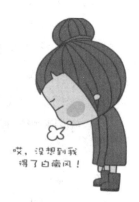

哎，没想到我得了白癜风！

1. 白癜风的可能原因

（1）遗传因素：研究认为白癜风具有不完全外显率，基因上有多个致病位点，部分患者与遗传有关。

（2）精神与神经化学因素：如精神创伤、过度紧张、情绪低落或沮丧，机体消耗大量肾上腺素，影响黑色素合成。

（3）自身免疫反应：白癜风患者体内可以产生抗体和 T 淋巴细胞，导致黑素细胞被破坏。

（4）微量元素缺乏：白癜风患者血液及皮肤中铜或铜蓝蛋白水平降低，导致酪氨酸酶活性降低，因而影响黑素的合成。

（5）其他因素：外伤、日光曝晒及一些光感性药物亦可诱发白癜风。

2. 自我防治

（1）可进行适当的日光浴及理疗，要注意光照强度和时间，并在正常皮肤上搽避光剂或用衣物遮挡，以免晒伤。

（2）避免滥用外搽药物，尤其是刺激性过强的药物，以防损伤皮肤。

（3）可以吃富含维生素的食物，如胡萝卜、香蕉、南瓜、动物肝脏、豆类制品。少吃富含维生素 C 的食物，因为维生素 C 能使合成黑色素的物质还原成多巴，从而阻断黑色素生物合成。富含维生素 C 的食物有如鲜橘、柚子、鲜枣、山楂、樱桃、猕猴桃、草莓、杨梅等。过酸和过辣的食物也要少吃。

（4）应多食富含酪氨酸酶与矿物质的食物，如瘦肉，蛋类，动物内脏（肝、肾等），牛奶，各种豆类及其制品，花生和核桃等硬壳果类。

（5）多吃黑色食物，如黑米、黑豆、黑芝麻等。

Tips　身体出现白斑时，并不一定都是白癜风所致，也有可能是贫血痣、花斑癣、特发性白斑、单纯糠疹等。具体是哪种疾病，建议去医院咨询专科医生，以免影响疾病的诊疗。

24　皮肤过敏防治攻略

皮肤过敏是一种很常见的病症，特别是春天，更是过敏性疾病的高发季节。那么皮肤过敏是由什么原因引起的？我们又该如何预防呢？

1. 过敏的常见原因

内因是过敏体质，由遗传决定，也和机体的免疫状态有关；外因为环境因素也就是各种过敏源，生活中常见的过敏源有：

（1）吸入性过敏源：如花粉、柳絮、粉尘、螨虫、动物皮屑、油烟、油漆、汽车尾气、煤气、香烟等。

（2）食入性过敏源：如牛羊肉、异蛋白、酒精、毒品、香油、香精、葱、姜、大蒜以及一些蔬菜、水果等。

（3）接触性过敏源：如冷空气，热空气，紫外线，辐射，化妆品，洗发水，洗洁精，染发剂，肥皂，化纤用品，塑料，金属饰品（手表、项链、戒指、耳环），寄生虫等。

（4）部分药物过敏源：如抗生素类药品、血液制品、生物制剂以及某些中药。

（5）自身组织抗原：精神紧张、工作压力、受微生物感染、电离辐射、烧伤等生物、理化因素影响而使机体产生组织抗原，也可成为过敏源。

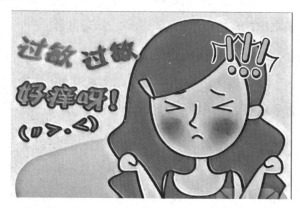

2. 常见的皮肤过敏性疾病

（1）荨麻疹：是春季较常见的皮肤病之一，其典型表现是皮肤风团，也就是皮肤上出现隆起，微红或略显苍白，伴有瘙痒。出现和消退都比较迅速，容易反复发作。

（2）接触性皮炎：一般在接触某些物品后出现，皮疹一般为红斑、肿胀、丘疹、水疱或大疱、糜烂、渗出等，一般急性发病，常见于暴露部位，如面、颈、四肢。

（3）药物性皮炎：在使用某些药物后出现，有一定潜伏期，突然发病，自觉灼热瘙痒，重者伴有发热、倦怠、食欲缺乏、小便黄赤、大便干燥等全身症状，皮损形态多样，颜色鲜艳，既可泛发全身，也可以发于某一部位。

（4）还有一些其他皮肤过敏疾病，如过敏性紫癜、湿疹等。

3. 如何预防

（1）到医院检查过敏源，找出过敏源并避免与其接触。

（2）应保持室内卫生，尽量做湿式扫除，粉尘过敏者最好不要铺地毯。经常晾晒被褥和枕头。对皮毛过敏者，建议不要养猫、狗等宠物。

（3）外出时，应做好防护措施，如佩戴口罩、面罩等预防花粉、尘螨侵扰，还要防止蚊虫叮咬，出门时要准备相应的药品，避免过度接受紫外线照射。

（4）羊肉、牛肉、虾、海鱼、荔枝、桂圆、榴莲以及过甜、过辣、过于油腻的食物都会加重过敏症状，过敏人群应尽量不吃或少吃。

（5）戒烟、限酒、合理膳食、适当运动，增强体质，提高身体抵抗力。平时可经常吃红枣、蜂蜜、金针菇、胡萝卜等，对改善过敏体质有一定帮助。

Tips 皮肤过敏是一种很常见的病症，与身体、体质有关，但接触过敏源是直接原因。预防本病的发生，一方面要注意个人防护，另一方面要增强体质，提高机体抵抗力。

25　带状疱疹不能大意

3天前王娭毑左侧肩膀出现疼痛，以为肩周炎犯了，自行贴上祛风湿的膏药，3天后肩膀疼痛并无缓解，疼痛反而波及整个左手，贴膏药处的皮肤发红，并伴有很多绿豆大小的水疱。王娭毑前来就诊，详细询问其发病经过及查看皮肤情况后，诊断此病为带状疱疹。王娱驰疑惑地问道：这个病难道是贴膏药贴出来的吗？为什么会又痛又长水疱？

1. 什么是带状疱疹？

带状疱疹是水痘-带状疱疹病毒所引的起皮肤病，发病急，皮肤常表现为集聚的小水疱，内容物透明澄清，疱壁紧张发亮，周围有红晕，常生于身体的一侧，沿一侧周围神经呈带状分布。又称其为"缠腰火丹""蛇串疮""蜘蛛疮"。中医认为本病与风、湿、热毒之邪有关，多由湿热内蕴，外感风热毒邪，湿热毒邪互相搏结，瘀滞肌肤而成。本病好发于成人，春秋季节多见，其发病率随年龄增高而显著上升。水痘-带状疱疹病毒经呼吸道黏膜进入人体，对此病毒无免疫力的儿童被感染后，发生水痘。部分患者被感染后不发生症状，但病毒可长期潜伏，当人体因劳累、创伤、感冒、恶性肿瘤等原因导致抵抗力下降时，潜伏的病毒被激活，迅速生长繁殖，沿神经纤维移至皮肤，局部皮肤出现红斑、水疱，而受累神经则发生炎症、坏死。本病愈合后可获得较持久的免疫力，故一般不会再发。

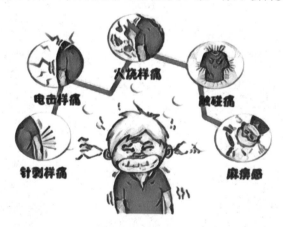

2. 带状疱疹的发病表现

本病好发部位为肋间神经、颈神经、三叉神经和腰骶神经支配的区域。先出现疼痛不适，2~3天后在患处出现潮红斑，红斑上出现粟粒至黄豆大小的簇集状水疱。皮损沿周围神经呈带状排列，多发生在身体的一侧，不超过正中线。神经痛为本病特征之一，疼痛特点表现多样，可为针刺样、刀割样、电击样、烧灼样等，在发病前或伴随皮损出现，老年患者疼痛较剧烈，常持续数月，甚至更长时间。

3. 带状疱疹的预防

（1）规律作息，适当的户外活动，以增强体质，提高机体防御疾病的能力。

（2）感染是诱发本病的原因之一，春秋季节寒暖交替，应及时增减衣服，避免引起上呼吸道感染。

（3）少抽烟饮酒，多食鱼肉、鸡肉、蛋类、牛奶、瘦肉等富含蛋白质的食物，多食豆制品、新鲜的瓜果蔬菜等。

4. 带状疱疹的治疗

（1）药物治疗：主要有抗病毒、止痛、营养神经等治疗。中药以清热解毒利湿、行气止痛为主要治法。

（2）外用药物：水疱未破可外用喷昔洛韦乳膏或阿昔洛韦乳膏；水疱破溃后，创面有糜烂、分泌物时，宜配合使用抗生素乳膏。若带状疱疹合并眼部损害还需专科治疗。

（3）物理治疗：紫外线、红光等局部照射，促进水疱干涸、结痂，及皮肤创面的愈合。

Tips　带状疱疹发病期间应注意休息，加强营养，保持心情舒畅。此病越早治疗，则后期恢复会越好，如果您或者您身边的亲人、朋友出现类似王娭毑的症状（尤其是老年人），不可掉以轻心，应及早前往医院就诊。

26　哪些皮肤病适合用激光疗法？

激光疗法作为一种物理治疗方法在皮肤科应用十分广泛。临床上皮肤病常用的激光包括二氧化碳激光、氦氖激光、氩离子激光、点阵激光、铜蒸汽激光、脉冲染料激光、倍频激光等多种医用激光。但各种激光所治疗的皮肤病各有侧重，疗效也各不相同。下面为大家介绍各种激光疗法所适合且最常治疗的皮肤病种类。

1. 激光疗法的适应证

（1）二氧化碳激光

最适合血管瘤、色素痣、尖锐湿疣、日化性雀斑、疣状痣、寻常疣等。

（2）氩离子激光

最适合鲜红斑痣、葡萄酒色痣、蜘蛛痣、酒渣鼻、外阴白斑等。

（3）点阵激光

最适合嫩肤、除皱、痤疮瘢痕、黄褐斑、红斑、酒渣鼻等。

（4）氦氖激光

最适合黄褐斑、带状疱疹、皮肤溃疡、神经性皮炎、囊肿性痤疮、湿疹等。

（5）铜蒸汽激光

最适合鲜红斑痣、葡萄酒色斑、外阴湿疣、口唇毛细血管瘤、毛细血管扩张性肉芽肿等。

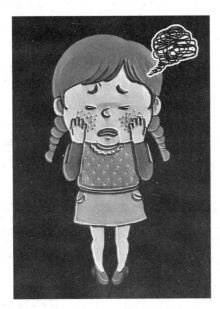

（6）脉冲染料激光

最适合痤疮瘢痕、毛孔粗大、皮肤血管瘤、脱毛、酒渣鼻色素沉着斑等。

（7）倍频激光

最适合不良文身 、鲜红斑痣、雀斑、皮肤血管瘤等。

2. 激光治疗的并发症

萎缩性或增生性瘢痕、长期色素沉着、色素减退、毛发减少、水疱、毛囊炎、软组织水肿等。

Tips 激光可用于治疗多种皮肤病，且疗效十分显著，但是，激光治疗并非十全十美，它既有一定的适应证，也有一定的不良反应，许多患者不了解激光治疗和它的不良反应，往往随意应用，结果不但没有把病治好，反而留下各种后遗症。大家需谨遵正规医院医生的诊断和治疗建议，慎重选用激光疗法。

27　头面部油腻怎么办？

许多朋友都会感觉面部和头发非常油腻，特别是夏天更加明显，在门诊也常有病友问如何预防头面部油腻的问题。

1. 为什么会有头面部的油腻？

不少人认为头面出油就是毛囊出油，其实出油的是"皮脂腺"。为什么头面部出现油腻比其他部位更明显呢？因为人类的皮脂腺分布数量以脸部、额头、头皮三处最为密集。

人的皮肤组织包括毛囊、汗腺、皮脂腺、血管等各种结构，这些结构各有各的任务。皮脂腺分泌的皮脂和汗腺分泌的汗液混合形成了一层薄薄的乳化膜，这就是我们常说的"出油"。少量的出油不仅可以滋润皮肤和毛发，还能防止表皮中的水分蒸发，堪称最天然的润体乳，但是皮脂分泌太多就会让人感觉不适。

2. 哪些因素影响皮脂腺的分泌？

（1）内分泌因素

人体内雄激素和肾上腺皮质激素可使皮脂腺腺体肥大，分泌旺盛。雌激素可抑制皮脂腺的分泌，所以一般男性皮肤比女性皮肤偏油性，毛孔粗大。

（2）外界温度影响

气温高时，皮脂分泌量较多；气温低时，皮脂分泌量减少。所以夏季皮肤偏油性，冬季皮肤偏于干燥。

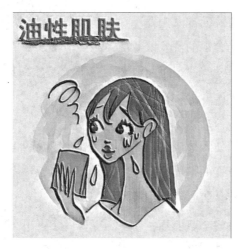

（3）皮表湿润度

皮肤表面湿润时可使皮脂的分泌加快。当皮肤表面干燥时，皮脂乳化、扩散会变得缓慢。

（4）年龄因素

新生儿由于从母体来的以雄激素为主的性激素的影响，皮脂腺分泌十分活跃，皮脂排泄多，称为胎脂，可发生新生儿痤疮。以后皮脂分泌逐渐减弱，为成年人的 $1/3 \sim 1/2$。直到青春期再受雄激素的影响，皮脂腺明显发达，皮脂分泌量再次增加。女子绝经期后、男子 50 岁以后皮脂分泌逐渐减少。所以儿童和中老年人的皮肤偏干，而青春期皮肤偏油。

（5）饮食因素

过食油腻食物、辛辣刺激食物及酗酒等可以使皮脂分泌增加。

3. 如何应对头面油腻呢？

（1）饮食清淡

少食辛辣、刺激食物，少抽烟、少喝酒，以清淡饮食为主。建议多食用黄豆、黑芝麻、黑豆、核桃、芹菜等食物，因其可以补充人体缺少的维生素 B_2、维生素 B_6，还可抑制油脂分泌并且补充水分。

（2）正确清洗面部及头发

首先要选用合适的洗发液及洗面奶，清洗次数既不能太少，也不可过于频繁，冬季一般每周清洗1~2次，夏季每周清洗3~4次；面部每天清洗1次即可，宜用温水清洗面部。

（3）保持心情舒畅

愉悦的心情使人体新陈代谢和内分泌会保持一个平稳的状态，过度的兴奋或过度的抑郁都会使内分泌失调，导致皮脂分泌增加。

（4）夏天注意防暑，避免暴晒

夏季气温较高，汗液分泌增多，带走皮肤大量水分，为避免水分的大量流失，皮脂分泌也会增多。

Tips 经常头面油腻，严重的还可能引起脂溢性皮炎等疾病。养成良好的生活习惯、调整饮食及心情，正确清洗头面部皮肤，油脂分泌也会减少。当这些方法都没有效果时，可能是皮肤、体质或其他疾病的原因，建议及时就医，在医生的指导下服用药物以改善头面油腻。

28　"脚气" 的那些事儿

"脚气"又称足癣，是一种常见皮肤病，因其反复不愈，困扰人们的生活。今天我们就来聊一聊足癣那些事儿。

1. 是什么引起了足癣？

足癣由真菌感染引起，其临床分为水疱型、糜烂型、角化型等类型，病变主要累及趾间、足跖及侧缘，是皮肤科常见病和多发病，对患者健康和生活质量有较大影响。由于足部汗腺丰富又缺乏皮脂腺，通气较差，局部潮湿温暖，有利于真菌的生长繁殖。足癣的诱发因素有局部因素和全身因素，局部因素包括不注意卫生、鞋袜不透气、皮肤破损、原有其他足部皮肤病等，全身因素包括内分泌疾病、妊娠、糖尿病、肥胖、皮肤正常菌群失调等。

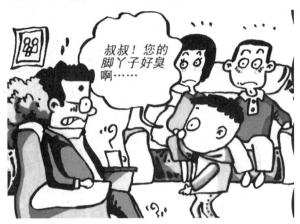

2. 什么时候容易得足癣？

足癣是由真菌引起的，而真菌最喜欢的便是湿热的环境，许多地方从晚春时便开始进入雨季，气温也渐渐回升，这便是真菌最喜欢的季节了，一直到秋冬季节，随着天气逐渐清冷干燥，症状才会暂时缓解，留下干燥皲裂的脚皮，等到气温回升时又会加重。

3. 足癣有什么危害？

许多人认为，足癣造成的仅仅是皮肤瘙痒，忍一忍也就过去了，没有治疗的必要，这其实是错误的！

（1）每个人对瘙痒的耐受程度不同，轻则分散注意力，重则妨害睡眠。

（2）真菌感染易导致局部皮肤红肿、疼痛、糜烂、皲裂，如若抓挠破损，还可能造成全身多处感染或菌毒血症、急性淋巴管炎、蜂窝织炎等不良后果。

（3）足癣是一种传染性皮肤病，且传播迅速，发病率较高，若不及时进行积极有效的处理，很容易造成一定范围内的传染，一方面经过直接或间接接触易于在人群中传播，另一方面传染自身其他部位引发手癣、体癣、股癣等。

4. 如何正确治疗足癣？

经常有患者询问足癣为什么不能治愈？其实是因为用药的方法不正确以及疗程不够导致的。应当在医生指导下通过外用抗真菌药物和口服抗真菌药物治疗，外用药中含有抗菌成分和止痒成分，可缓解症状，很多患者病情一好转就停药，导致仍有部分真菌存活，环境适宜时又会继续繁殖，因此应当保证足够的治疗时间，待真菌完全杀灭后方能停药。

5. 如何预防足癣？

虽然足癣可以治愈，但是其复发的概率是极高的，如何做好足癣的预防就显得极为重要。

（1）注重个人足部卫生，勤洗鞋袜，鞋袜要经常曝晒，保持皮肤干爽。

（2）洗脚盆、毛巾、袜子、拖鞋等生活用品与他人区分，特别是家人中有足癣患者时。

（3）选择透气性好、宽松的鞋袜。

（4）避免对足部皮肤的不良刺激。

Tips　足癣发病率高、传染性强，足癣患者或家中有足癣患者的人群都应积极防治，以提高生活质量和预防并发症，足癣患者，患处瘙痒难忍时，尽量不要用手抓，改为用药水涂擦缓解，避免抓挠破损引发感染。

29 防晒有绝招，专家来教你

炎炎夏日，紫外线强，户外活动时如何防晒是每个人都非常关心的话题，特别是爱美的女性。因为过多的紫外线照射可以引起皮肤色素沉着、松弛老化，甚至红肿、水疱等。

目前，市面上防晒产品层出不穷，主要分为物理防晒与化学防晒两大类。一般来说，以二氧化钛或者氧化锌作为主成分的产品属于物理防晒，它们是通过反光粒子在皮肤上构筑一道防护墙从而反射紫外线。化学防晒则是通过化学物质与细胞的结合达到吸收部分波长紫外线的效果。很多防晒产品都有一些不良反应，如果长期使用可能造成皮肤和人体的伤害，且价格昂贵。

日常生活中许多随处可见的天然食品、中药材等都有让人意想不到的防晒功效；使用这些天然食材自制的简易面膜还能修复被骄阳晒伤的肌肤，大家不妨一试。

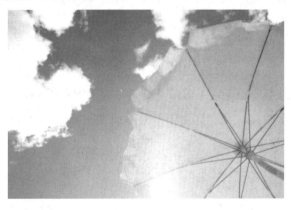

1. 防晒食物

（1）西红柿：含有大量"番茄红素"的西红柿是天然防晒的首选。它的抗氧化能力是维生素 E 的 100 倍，并能促使细胞生长与再生。坚持每天食用 2 个西红柿可使人体皮肤的防晒能力提高至少 33%，熟食比生吃效果更佳。

（2）西瓜：香甜可口的西瓜是夏季人们最爱的水果之一，它不仅水分多，防晒作用更是不可小觑。西瓜富含多种具有皮肤生理活性的氨基酸，如：瓜氨酸、谷氨酸、丙氨酸等，这些都是能增强皮肤代谢能力、预防黑化的有效成分。

（3）柠檬：柠檬中丰富的维生素 C 有淡化色斑、美白肌肤、收缩毛孔、软化角质等功效，酸酸甜甜的口感更使它深受许多女性朋友的青睐。建议女性朋友多吃柠檬，不仅可以美肤，还能预防皮肤癌。

（4）猕猴桃：猕猴桃被誉为"水果之王""美容圣果"，它所富含的维生素和果酸不仅能淡化甚至去除雀斑、暗疮等，而且能增强皮肤的防晒与抗衰老能力。

（5）橙子、草莓、苹果等：也有类似的防晒美肤功效，经常食用这些水果能有效防止皮肤老化。

（6）黄瓜：清脆鲜美的黄瓜是保持皮肤健康嫩白的佳品。黄瓜中的黄瓜酶能促进机体新陈代谢、改善血液循环，所以经常食用可以细致毛孔、淡化细纹、润肤美白。

（7）丝瓜：丝瓜中富含的微量元素可减少紫外线对细胞的伤害、防止皮肤老化，"易黑族"不妨在酷暑暴晒后多吃些丝瓜。

（8）绿茶：夏季饮茶以绿茶为宜，因为绿茶中的儿茶素具有很强的抗氧化功能，可对抗由于紫外线刺激皮肤而产生的过氧化物，防止皮肤失去弹性、干燥粗糙。同时，绿茶水可以灭菌消炎，直接外涂不仅可以防晒，还能预防肌肤炎症、消除痤疮等。

2. 自制防晒面膜

（1）人参防晒面膜

1）取干人参 20～30g，加水 200mL，煮沸 30 分钟后加入 20～30mL 蜂蜜拌匀。

2）用人参蜂蜜液浸湿纱布后敷于面部，30～40分钟后洗净，每日1次。

（2）黄瓜柠檬美容面膜

1）黄瓜1根、橙子1个去皮切成小块，柠檬1个洗净切片，依次放入榨汁机内榨汁。

2）将榨好的果汁倒入容器中，加入10～15mL蜂蜜、20～30g绿豆粉，搅拌至糊状。

3）将面膜均匀涂抹于面部，10～15分钟后洗净，每日1次。

（3）绿茶护肤面膜

将喝剩的绿茶叶取出捣汁，加水适量，煮沸10～15分钟成浓汁，再加入20～30mL蜂蜜，冷却后涂敷面部，30～40分钟后洗净，每日1次。

由于每个人的皮肤敏感度存在差异，所以建议朋友们先将自制面膜小面积地涂敷试用，未出现泛红、皮疹、瘙痒等过敏反应时再外敷全脸及颈部。

Tips 以上方法虽然能够有效防治紫外线晒伤，但最有效的方法还是尽量减少外出，减少直接在烈日下暴晒的时间，特别是中午时段；外出时一定要做好物理防护，如打防晒太阳伞、戴遮阳帽和太阳镜、穿高领防晒衣等。一旦出现皮肤红肿等晒伤情况，建议及时去医院就诊。

30 寒冷冬季，教你如何防治冻疮

很多人一到冬天就容易生冻疮，皮肤被冻得红肿甚至溃烂。冻疮一旦发生，短期内很难康复，并且容易反复发作，给患者的生活带来不便。那么冻疮是如何发生的？又该如何防治呢？

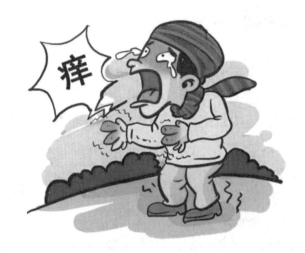

1. 冻疮是如何发生的?

冻疮好发于手指、手背、面部、耳郭、足趾、足缘、足跟等处。西医认为冻疮是由于外界气温降低，血管内的血流变得缓慢，外露的皮肤受到寒冷低温的刺激，皮下小动脉发生痉挛收缩，静脉血回流不畅，使局部组织缺氧，导致组织细胞受到损害而发病。此外，患者自身的皮肤湿度过高、末梢微血管畸形、自主神经功能紊乱、营养不良、内分泌紊乱等因素也可能参与发病。中医认为冻疮是由于暴露部位御寒不够，寒邪侵袭，局部气血运行不畅所致。冻疮还与患者体质弱、不耐寒冷、少动久坐、过度劳累等因素有关。

2. 冻疮的防治

（1）注意防寒保暖：寒冷是引起冻疮的直接原因，所以防寒保暖是预防冻疮的首要措施。另外，尽量选择宽松舒适的手套、鞋袜、帽子；保持手脚干燥，外出时宜佩戴口鼻罩、手套、防风耳套、围巾等。

（2）加强身体锻炼：选择适合自身身体状况的锻炼方式，如气功、跳舞、跳绳、走路、跑步、打球、游泳等，可以增强身体素质及耐寒力，有效预防冻疮的发生。

（3）局部按摩法：可利用空隙时间，按摩手指、面颊及耳部等易生冻疮的部位，加快局部的血液循环。

（4）中药外搽法：可用复方冻疮膏、冻疮酊、温经膏等外搽易生冻疮的部位。

（5）中药熏洗：取鸡血藤 50g，艾叶、细辛、桂枝、桃仁、干姜各 20g，水煎煮，得药水 6～8L 置于桶中，先以热气熏蒸患处，蒸至药液稍温，可将患处浸泡药液中约 30 分钟，每日 1 次。注意：皮肤溃烂者禁用此法。

（6）中药内服法：取当归 15g、生姜 20g、羊肉 250g，黄酒、调料各适量。将羊肉洗净、切块，加入当归、生姜、黄酒及调料，煮沸后小火炖 40 分钟左右，去药渣，吃肉喝汤。本方不仅可以治疗冻疮，还适合体寒者在冬季调理食用。

Tips 冻疮是冬季常见的一种疾病，通过防寒保暖、适当运动、局部按摩、配合中药浸泡等方法，可起到很好的预防和治疗作用。如果冻疮较严重，出现局部皮肤感染、溃烂甚至坏死，应及时就诊，在专科医生的指导下进行治疗，防止病情进一步恶化。

31 狐臭的治疗方法有哪些？

狐臭也叫腋臭，是指腋窝发出的一种难闻气味，主要是因为腋窝的大汗腺分泌出有异常气味的汗液导致的。在天气炎热的夏天因为出汗较多而加重，影响人际交往。

目前治疗狐臭的方法很多，主要分为以下几种。

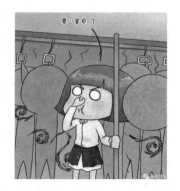

1. 药物治疗

（1）外用止汗剂（常见的止汗剂分为喷雾类和走珠类两大类，可以根据自己的需求来选择）来减少汗液的分泌。

（2）局部用抑菌或杀菌剂（如高锰酸钾溶液、聚维酮碘溶液等外用溶液）来抑制细菌等微生物，进而减轻臭味。

（3）使用香味剂（如狐臭体香露、各式香水等）来掩盖其异味等；但此类方法效果不理想，不能根治。

2. 肉毒素注射治疗

针对不同严重程度的狐臭，可以在腋窝局部注射肉毒素，这种方法简单易操作，无伤口。但可能引起药物过敏及局部感染，还有复发的可能；对于孕期、哺乳期女性或伴有严重基础疾病者不宜使用。

3. 手术治疗

（1）内镜下切除腋部大汗腺：这种方法切除相对干净且手术切口小、术后恢复快，但费用昂贵。

（2）常规腋部大汗腺分离切除术：伤口较大，术后恢复期长，但其切除较干净，疗效显著。

（3）翻转皮瓣剪除术：此种方法不仅疗效肯定，而且具有治疗彻底、创伤较小、术后疤痕隐匿等优点，但对手术医生的技术要求很高。

4. 局部热效应治疗

即利用激光、电灼和微波等方法破坏腋窝处的毛囊，因为汗腺与毛囊共同构成一个单元，当毛囊破坏后，汗腺也会被破坏，进而达到治疗效果。这种方法治疗不彻底且易复发。

5. 验方治疗

（1）将少许胡椒、花椒、冰片研成粉后，用醋调和后敷在腋窝处，每日1次，每次4~6小时，半个月1疗程。

（2）把生姜捣烂取汁或将生姜汁和蒜头汁混合后，涂擦腋窝处，每日2~3次，每次4~5小时，半个月1疗程。

（3）用桃叶50g、南瓜叶50g，捣烂后敷腋窝处，每日1~2次，每次2~3小时，半个月1疗程。

以上验方在使用时，要注意皮肤是否过敏，一旦出现皮肤发红，起皮疹、瘙痒等症状，应立即停用。

Tips 临床上治疗狐臭的方法多种多样，我们应该针对自身的实际情况和治疗预期，征求专业医生的意见后，选择适合自己的治疗方法。

六、其他篇

1　哪些运动能让你的小孩长高？

每一位家长都想让自己的小宝宝将来长得高高的，又不知如何让小宝宝长得更高。其实正确的运动方式对小孩身高有很大影响。如何让小朋友们蹭蹭个头长高一大截？

1. 影响身高的因素

（1）遗传因素

遗传因素对后代身高的影响通常用"遗传度"来表示。男性身高遗传度为 79%，女性为 92%，即男女身高分别有 79% 和 92% 归因于遗传因素的作用。

（2）营养水平

营养主要分为两个方面，一个是宏量营养素，即热卡以及蛋白质的营养；另一个则是微量营养素，如：锌、铁等。

（3）激素分泌

生长激素、甲状腺素和性激素的分泌都能影响人的高矮，如生长激素分泌不足引起的侏儒症等。

（4）体育锻炼

运动时，血液循环加快可以使骨骼得到更充足的营养；运动产生的机械力对骨骼中钙的沉积有良好作用。

（5）性成熟期

不论男女，性成熟期越晚，身高越高；性成熟期越早，身高普遍偏矮。

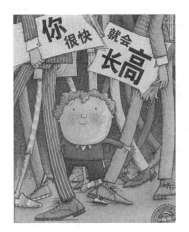

（6）环境因素

生活习惯及环境对于增高有一定影响。如经常晒太阳可以加速体内维生素 D 的合成，从而保证骨骼的正常生长；而熬夜酗酒等不良习惯则会影响骨骼正常生长。

2. 促进长高的运动方式

（1）篮球、排球、羽毛球等球类运动

这些运动中有人体基本活动跑、跳和基本技术和战术。同时又跑又跳的动作，易对骨骼产生爆发性刺激，骨骼肌作用在骨骼上产生纵向压力（垂直应力），对长骨软骨细胞增殖有着最为显著的作用，有利于身高增长。

（2）跳绳

跳绳时由于连续不断的跳起和落地，落地时由于身体的重量对下肢骨骼产生适度的压力，对骨骼尤其是下肢长骨的骨骺产生持续的刺激，如此能促进骨质增强和骨骼生长。

（3）游泳

在游泳的过程中，四肢、躯干得到充分舒展，重力影响降低，许多重要关节如肩关节、膝盖、脚踝等不断得以延伸，还能加速新陈代谢，从而增强骨骼细胞活力，有助于长高。

（4）引体向上

引体向上等体育锻炼，有助于脊椎骨、四肢长骨等拉伸，对长高有利。

3. 运动时注意事项

（1）春季是孩子一年中长高的黄金时期。据世界卫生组织的一项研究表明，儿童在春季长得最快，在 3~5 月的 3 个月中身高增加值相当于 9~11 月 3 个月身高增长的 2~2.5 倍。

（2）跳绳、排球、篮球等跳跃类运动是有助于身高增长的运动，但是举重、负重练习、过度运动、消耗过大的运动（马拉松等）等方式并不利于身高增长。

（3）应养成良好的饮食习惯，加强蛋白质、脂肪、碳水化合物、维生素及各种矿物质等营养的摄入能促进增高。

（4）人一生 30% 左右的时间是在睡眠中度过的。充足的睡眠能够保证机体生长发育，促进大脑腺垂体正常分泌"生长激素"，从而保证人体骨骼的生长。

 身高的决定因素中遗传因素占 70% 以上，但是也受其他的后天因素如运动、营养、睡眠、心理的影响，通过后天努力也可以让身高达到理想状态。

2　你一生必须接种哪些疫苗？

1. 疫苗是如何发现的？

疫苗诞生于 18 世纪末，当时欧洲饱受天花困扰，每年因此死亡的人数超过 40 万。感染天花之后的死亡率非常高，人们毫无办法。当时英国医生爱德华·琴纳在乡间行医，他发现当地的挤奶女工几乎不得天花。琴纳就猜测，也许是女工的牛痘让她们获得了免疫力。牛痘这种病和天花类似，但轻得多，一般不造成太大伤害。为了验证自己的猜想，琴纳从挤奶女工手上的痘痂里取了一些脓液，接种给了一名 8 岁男孩，男孩有点发烧，但没什么大事。而最关键的一步是，琴纳随后给男孩接种了天花，男孩并没有发病。琴纳通过这个步骤证明，接种牛痘确实能让人获得对天花的免疫力。琴纳的工作现在被认为是免疫学的基石，而天花后来也成了唯一一种被人类从地球上根除的传染病。

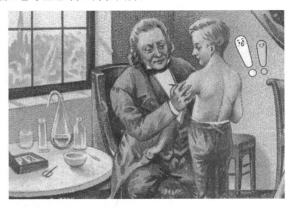

2. 疫苗的种类有哪些？

我国疫苗分为两类。一类疫苗指纳入国家免疫规划，由政府出资、免费提供，适龄儿童应当按照免疫程序依法受种的疫苗。包括：卡介苗、乙肝疫苗、脊髓灰质炎疫苗、百白破联合疫苗、白破疫苗、麻风疫苗、麻腮风疫苗、流行性脑脊髓膜炎疫苗、流行性乙型脑炎 A 疫苗、流行性乙型脑炎 A＋C 疫苗和甲肝减毒活疫苗。

这些疫苗可预防结核病、乙型肝炎、脊髓灰质炎、百日咳、白喉、破伤风、麻疹、风疹、流行性腮腺炎、甲型肝炎、流行性脑脊髓膜炎和流行性乙型脑炎等传染病。

二类疫苗需要公民自费并且自愿受种，如水痘疫苗、流感疫苗、肺炎疫苗、狂犬疫苗、HPV 疫苗等。二类疫苗针对相应的传染病具有较好的预防效果。

3. 接种疫苗的最佳时间

（1）儿童需按照要求规范接种疫苗。

（2）对于一些高危人群，需选择性接种相关疫苗：如出血热疫苗、炭疽疫苗、钩体疫苗、狂犬疫苗、HPV 疫苗等。

（3）如若不慎接触可疑传播源，也需及时接种相关疫苗。如：被猫、狗、狼、狐、浣熊、老鼠等动物咬伤后，应及时接种狂犬疫苗；被老鼠抓伤或咬伤后，还应接种出血热疫苗。

4. 为什么要接种疫苗？

预防接种是控制消灭传染病的有效措施，婴儿出生后，体内由母亲传给的免疫力逐渐减弱或消失。因此，必须适时给儿童进行预防接种，以增强儿童的防病能力，保护儿童的健康成长。

预防接种虽可以保护绝大多数人避免发病，但所有疫苗的保护率都不是 100%，个别受种者由于个体特殊原因，接种后可导致免疫失败。但即使接种疫苗后发病，相对于不接种疫苗者，其患病后的临床症状要轻很多。

5. 接种疫苗有何不良反应？

（1）局部反应

疫苗刺激引起的局部组织反应，多在接种后 24 小时内发生。注射局部可出现红晕，轻度肿胀或疼痛，偶见周围淋巴结肿痛，一般在 1~2 天后逐渐消退，无须特殊处理。

（2）全身反应

主要表现为发热、头痛、乏力等不适，还可以出现恶心、呕吐、腹痛及腹泻。发热多于接种后数小时至 24 小时内发生，一般持续 1~2 天，很少超过 3 天，大多为低热或中度发热。

（3）异常反应

极少数人群在接种疫苗后会出现异常反应，即疫苗引起的严重不良反应，导致组织损伤和功能异常、血清病、过敏性休克、神经系统疾病等。

> **Tips** 接种疫苗是预防疾病的最根本途径之一，大家需重视疫苗接种，应该在正规医疗机构或专业人员指导下规范接种、补种相关疫苗。

෴ 3 减肥妙招一二三

随着人们生活水平不断提高，肥胖人数也越来越多。过度肥胖容易引起糖尿病、高血压、高脂血症等疾病，严重者甚至危及生命。那么，肥胖到底是怎么引起的？怎样才能科学有效地减肥呢？

1. 何为肥胖？

肥胖是指人体的脂肪含量超过了正常标准。通常，确定一个人是否肥胖，主要看他的体重是否超过其标准体重的 20% 以上〔标准体重：男性，（身高 cm−80）×70%；女性，（身高 cm−70）×60%）〕。

肥胖分为先天性肥胖和后天获得性肥胖，前者多与遗传因素相关，常发生于青春期、幼儿期，是由于脂肪细胞数目增多所致，此种类型的肥胖称为增殖型肥胖，减肥效果多不理想；而后者，多与暴饮暴食、运动量小、生活作息不规律有关，常见于成年人，是由于脂肪细胞体积增大所致，又称为肥大型肥胖，小部分肥胖者是由于长期服用某些可导致肥胖的药物而致。

2. 如何防治？

（1）改变生活方式：改变日常生活行为方式是减肥的前提，如睡前不吃东西、不在看电视时吃饭、不暴饮暴食、少喝酒。另外，要增加日常活动量，如少坐汽车上下班，改为骑自行车或步行，不坐电梯上下楼。养成早睡早起的习惯，避免熬夜、睡懒觉。

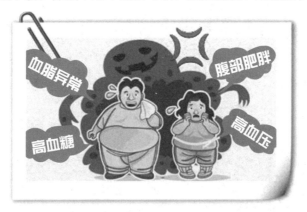

（2）改变饮食结构：少吃高糖、高脂肪、高热量、高盐的食物，如糖果、薯片、饮料、饼干、肥肉、油炸食品等；多吃容易消化吸收的动物性蛋白质食物和低热量食物，如鲜豆类、蔬菜类、动物瘦肉、鱼类等。同时改变进餐方式，避免用餐过快，合理安排三餐的饮食结构，做到早餐营养，中餐丰富，晚餐简单。

（3）加强运动：目前普遍认为大肌肉群参与的动力型、节律性的有氧运动，如快走、慢跑、游泳、骑自行车、跳舞、健美操等，能有助于维持能量平衡，保证肥胖者的体重不反弹，提高心肺功能。建议一周进行 3～4 次有氧运动，每次维持时间需在 30～60 分钟。

（4）中药减肥：中医认为肥胖多与"痰湿""气虚"有关。痰湿体质是中医体质分型的一个类型，是由于人体肺脾肾气不足，运化气化无力，气血津液失于输布，化为膏脂和水湿，滞留体内而致肥胖；另一方面，过食肥甘厚味，醇酒炙煿之品，痰湿内生，导致肥胖。同时，肥胖已成，膏脂内聚，转输失调，气血津液无从化生，亦会导致气血亏虚。

减肥降脂的中药较多，主要有以下几类。①祛痰化浊，利湿降脂：生大黄、虎杖、苍术、泽泻、白茅根、薏苡仁等；②活血祛瘀，减肥降脂：丹参、赤芍、益母草、三七、生山楂、当归、川芎等；③滋阴养血，减肥降脂：墨旱莲、女贞子、首乌、生地黄、枸杞子等；④目前报道较多的单味减肥中药：大黄片、魔芋片、枸杞子、薏苡仁、荷叶等；⑤中药减肥茶：山楂、荷叶、乌龙茶各10g，决明子5g。泡茶长期服用，可起到减肥消脂的作用。

（5）针灸疗法：针灸的局部刺激可改善胃肠功能，从而调节全身气血，重新建立体内平衡系统，达到减肥的目的。中医针灸疗法主要有体针减肥法、耳穴减肥法、推拿按摩减肥法、灸法、体穴埋针法等。

（6）手术治法：对于重度肥胖者，可采用手术减肥。①将上下颚长时间箍紧，减肥者只能食用流食；②胃部手术，切除胃的一部分，使胃受纳和吸收量减少；③切除一段小肠，降低肠道营养吸收能力。

Tips 肥胖是一种代谢性疾病，除了影响外形、心理，还可能引起一系列疾病。通过科学的减肥方法，可以达到瘦身减脂的目的，但应注意的是，不能盲目减肥。如果过于肥胖，建议在专业医生的指导下进行科学减肥，以免对身体造成伤害。

4　解密司马懿的长寿秘诀之上篇

"揭秘《军师联盟之虎啸龙吟》中司马懿为何能够熬过曹家三代走上人生巅峰。"

看了《虎啸龙吟》后，有人说司马懿熬死了曹操，熬死了曹丕，熬死了曹睿，熬死了诸葛亮，才迎来掌握魏国大权的机会，为什么曹家三代人都短命，而司马懿寿命那么长呢（72岁属古来稀的年龄）？

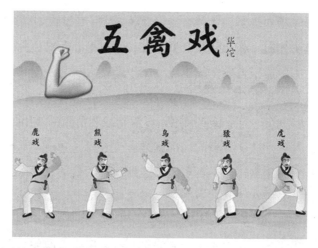

只要认真看过《虎啸龙吟》的人不难发现，司马懿长寿的秘诀有两点：第一是常练"五禽戏"；第二是良好的饮食习惯。首先带领大家走进长寿秘诀上篇之五禽戏。

五禽戏是东汉名医华佗根据古代导引、吐纳之术，研究了虎、鹿、熊、猿、鸟的活动特点，并结合人体脏腑、经络和气血的功能所编成的一套具有民族风格的健身气功功法。对华佗编创五禽戏的记载最早见于西晋时陈寿的《三国志·华佗传》："吾有一术，名五禽之戏，一曰虎，二曰鹿，三曰熊，四曰猿，五曰鸟。亦以除疾，并利（蹄）足，以当导引。"

1. 虎戏

"虎戏"的动作分为"虎举"和"虎扑"。"虎举"一升一降，疏通三焦气机，调理三焦功能。手呈"虎爪"变拳，可增强握力，改善上肢远端关节的血液循环。"虎扑"动作形成了脊柱的前后伸展折叠运动，尤其是引腰前伸，增加了脊柱各关节的柔韧性和伸展度，可使脊柱保持正常的生理弧度，增强腰部肌肉力量，畅通任督二脉，疏通气血经络。

2. 鹿戏

"鹿戏"分为"鹿抵"和"鹿奔"。"鹿抵"是借用腰部的侧屈拧转，使整个脊椎充分旋转，可增强腰部的肌肉力量，也可防止腰部的脂肪沉积。目视后脚脚跟，加大腰部在拧转时的侧屈程度，可防治腰椎小关节紊乱等症。中医认为，"腰为肾之府"。尾闾运转，可起到强腰补肾、强筋健骨的功效。"鹿奔"时两臂内旋前伸，肩、背部肌肉得到牵拉，对颈肩综合征、肩关节炎等症有防治作用；躯干弓背收腹，能校正脊柱畸形，增强腰、背部肌肉力量。身体重心后坐时，气运命门，加强了人的先天与后天之气的交流。尤其是重心后坐，整条脊柱后弯，内加尾闾，后凸命门，打开大椎，意在疏通督脉经气，具有振奋全身阳气的作用。

3. 熊戏

"熊戏"则由"熊运"及"熊晃"两式构成。"熊运"活动腰部关节和肌肉，可防止腰肌劳损及软组织损伤。腰腹转动，两掌画圆，引导内气运行，可加强脾胃的运化功能。运用腰、腹摇晃，对消化器官进行体内按摩，可防治消化不良、腹胀纳呆、便秘腹泻等症。"熊晃"身体左右晃动，意在两胁，调理肝脾。提髋行走，加上落步的微震，可增加髋关节周围肌肉的力量，提高平衡能力，可防治老年人下肢无力、髋关节损伤、膝痛等症。

4. 猿戏

"猿戏"中有"猿提"及"猿摘"两式。"猿提"时两掌上提时，缩项耸肩，含胸吸气，积压胸腔和颈部血管；两掌下按时，伸颈沉肩，松腹，扩大胸腔体积，可增强呼吸，按摩心脏，改善脑部供血。提踵直立，可增强腿部力量，提高平衡能力。"猿摘"时眼神左顾右盼，有利于颈部运动，促进脑部血液循环。动作的多样性有利于神经系统和肢体运动的协调性，模拟猿猴在采摘桃果时愉悦的心情，可减轻神经系统紧张度，对神经紧张、精神忧郁等症有防治作用。

5. 鸟戏

"鸟戏"模拟了"鸟伸"及"鸟飞"两种动作。"鸟伸"时两掌上举吸气，扩大胸腔；两手下按，气沉丹田，呼出浊气，可加强肺的吐故纳新功能，增加肺活量，改善慢性支气管炎、肺气肿等病的症状。两掌上举，作用于大椎和尾闾，督脉得到牵动；两掌后摆，身体呈反弓状，任脉得到拉伸。这种松紧交替的练习方法，可增强疏通任、督二脉经气的作用。"鸟飞"时两臂的上下运动可改变胸腔容积，若配合呼吸运动可起到按摩心肺作用，增强血氧交换能力。拇指、食指的上翘紧绷，意在刺激手太阴肺经，加强肺经经气的流通，提高心肺功能。提膝独立，可提高人体平衡能力。

5　解密司马懿的长寿秘诀之下篇

"继续为您揭秘《军师联盟之虎啸龙吟》中司马懿为何能够熬过曹家三代走上人生巅峰！"

看了《虎啸龙吟》后，有人说司马懿熬死了曹操，熬死了曹丕，熬死了曹睿，熬死了诸葛亮，才迎来掌握魏国大权的机会，为什么曹家三代人短命，而司马懿寿命那么长？

只要认真看过《虎啸龙吟》的人不难发现，司马懿长寿的秘诀有两点：一是长练"五禽戏"；二是良好的饮食习惯。故继续为您献上长寿秘诀下篇之良好的饮食习惯。

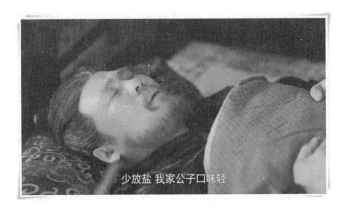

少放盐 我家公子口味轻

1. 口味轻

《虎啸龙吟》里常能看到司马懿吃饭时总要喝粥的镜头。那么，喝粥又有哪些好处呢？

从图中字幕可以看出，侯吉口中的公子即司马懿，司马懿平时吃盐较少，通俗地讲，就是口味轻，但这又与长寿有什么关联呢？

盐是重要的调味品，能促使唾液分泌，增进食欲。人不吃盐不行，吃盐过少也会出现食欲不振，四肢无力，晕眩等现象；严重时还会出现厌食、恶心、呕吐、心率加快、脉搏细弱、血压下降、肌肉痉挛、视物模糊、对光反射减弱等症状。

但是多吃盐对人体有害，如：①易患高血压，盐可增加血液容量，增高血压，且盐可直接破坏血管壁，加速动脉硬化；②易患胃病包括胃癌，因为盐分过高可促进胃酸分泌，破坏胃黏膜，高盐是导致胃癌的一个重要因素；③增加骨质疏松发病率，盐可促进钙流失，导致骨质疏松，所以少盐等于补钙，尤其对于一些老年人；④促使皮肤衰老。盐可促进皮肤细胞脱水，加速细胞老化。

世界卫生组织推荐，健康成年人每天盐的摄入量不宜超过 5 g，其中包括通过各种途径（酱油、咸菜、味精等调味品）摄入盐的量。

2. 多喝粥

（1）喝粥能帮助补充水分。既适合北方天气干燥的秋冬，也适合南方汗流浃背的夏天。粥的含水量高，而且粥里的水和淀粉结合，通过消化道的速度较慢，比单独喝水更能让人感到滋润。

（2）喝粥能减少膳食能量，有利于控制体重。粥体积大而能量密度低，"干货"比较少。粥的体积大，让人觉得更容易饱，进而有利于预防能量过剩。如果不是喝白米粥，而是喝杂粮豆粥，饱腹感就更强了。

（3）喝粥有益于肠胃。大米熬煮温度超过 60℃就会糊化，入口即化，下肚后容易消化，适合肠胃不适的人食用。即便没有胃肠疾病，如果吃了太多的油腻食物和高蛋白食物，人也会觉得食欲不振，这时候喝两餐粥，就能让胃肠暂时休息一下。不过，并不推荐喝白米粥，它虽然容易消化，但营养价值较低，最好用杂粮豆类来煮粥。而且稀粥含有大量水分，能为身体补充水分，又能加速肠胃蠕动，有效防治便秘。

（4）喝粥能帮助人们实现主食多样化。杂粮豆类虽然营养价值很高，但如果用来煮饭，很多人觉得难以下咽；而煮粥之后，口感就会变好。

（5）喝粥有利于患者的病后康复。患者的肠胃薄弱，消化能力弱，用米粥调养最为合适。而且如果可以选择一些中药一起煮，还能起到治病的效果。

> **Tips**　养生保健不是一朝一夕的事情，要长期注意饮食搭配、合理的运动与休息、保持良好的心态才能延年益寿。

6　粽子虽好吃，食用有讲究

每当端午节时，除了挂艾叶、喝雄黄酒、佩戴香囊外，吃粽子成了端午节最重要的"仪式感"。现在粽子馅儿的品种也越来越多，如红枣的、蛋黄的、肉馅的等，粽子虽好吃，但从健康角度来讲，也不可多吃，下面我们就来谈谈吃粽子有哪些讲究。

1. 不宜多吃

即使是小粽子，最好每天不超过 3 个，因糯米是比较难消化的食物，吃得太多会给胃造成太大的负担，特别是本来就脾胃比较虚弱和有胃病的人。

2. 睡前不宜吃粽子

睡前不宜吃粽子，因为糯米是一种难消化的食物，睡前吃粽子会导致食物更难以消化，并且影响睡眠。

3. 糖尿病患者

糖尿病患者不宜吃红豆粽或甜粽，因红豆和甜粽含糖较多，易导致血糖升高。

4. 胆结石、胆囊炎患者

胆结石、胆囊炎患者不宜吃肉粽、蛋黄粽，这类粽子脂肪含量高，易引发胆囊炎。

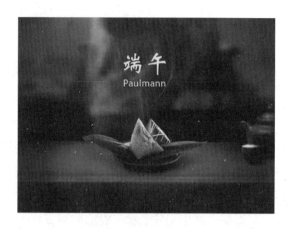

5. 高血压、高脂血症患者

高血压、高脂血症患者不宜吃肥肉粽、咸粽，否则会升高血压、血脂等。

6. 老人、小孩不宜多吃

老人、小孩不宜多吃粽子，因老人、小孩脾胃功能相对较弱，多吃粽子易引起消化不良、腹胀、腹泻等。

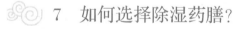 粽子虽好吃，但不能吃太多，另外粽子在吃前一定要再次蒸热或煮熟再吃，因天气较热，粽子易被污染和变质。

7　如何选择除湿药膳？

梅雨季节持续雨天使空气中湿度增加，此时不仅衣物潮湿，人体也是湿气很重，容易出现头身困重、四肢酸楚沉重、困倦贪睡、不思饮食、大便黏滞不爽、腹胀腹泻、口中黏腻、舌苔厚腻等症状。当出现这些症状或其中某一个症状时，可能你被"湿邪"给困住了哦。祛湿方法有很多种，包括运动、药膳、药物治疗等，除了药物治疗，药膳的祛湿效果最为明显，下面给大家介绍几款可日常食用的祛湿小药膳。

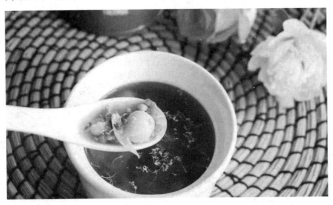

1. 绿豆百合薏米粥

材料：绿豆100g、百合50g、薏苡仁50g、莲子50g、冰糖适量。

方法：将药材洗净，置砂锅内，加水500mL，大火煮沸，改用小火慢煮40分钟，加入适量冰糖（血糖高者除外）。每周2～3次。

功效：可消暑祛湿，清心除烦。适用于心烦、口苦口干、汗黏、面部油腻等湿热体质之人。

2. 陈皮荷叶茶

材料：陈皮20g、荷叶15g、茯苓20g、赤小豆20g。

方法：将药材洗净，一起煮水约10分钟即可饮用，每日代茶饮。

功效：可燥湿化痰、健脾降脂。适用于咳吐痰多、胸闷呕恶、喜食油腻、体型肥胖等痰湿体质之人。

3. 薏仁苓术羊肉煲

材料：薏苡仁50g、茯苓25g、苍术10g、白萝卜500g、羊肉500g、葱姜适量、精盐适量。

方法：将上述材料洗净，羊肉切块，白萝卜切块，葱切段，生姜切片，全部置砂锅内，加水1000mL，大火烧沸，改用小火慢炖

60 分钟，出锅前 5 分钟加入适量精盐。每周食用 1 次。

功效：可健脾祛湿，散寒祛风。适用于肢体关节沉重、游走性酸痛、怕冷、胸闷腹胀等感受风寒湿邪之人。

4. 茯苓山药薏米粥

材料：山药 30g、茯苓 30g、薏苡仁 50g、赤小豆 30g、白扁豆 30g，冰糖适量。

方法：将药材洗净，置砂锅内，加水 500mL，按常法煮粥，加适量冰糖（血糖高者除外），每周食用 2~3 次。

功效：可健脾补虚，和胃化湿。适用于体倦乏力、不思饮食、腹胀腹泻、大便稀溏等脾胃虚弱的老人和小孩。

中医讲究辨证论治，在上述药膳中可根据症状来辨证加减：腹胀明显者可加陈皮、枳实；脾胃虚弱者可加白术、白扁豆；气虚明显者可加黄芪、党参；血虚明显者可加当归、大枣；食欲不振者可加麦芽、鸡内金；体型肥胖者可加荷叶、决明子；湿热下注出现尿频、尿道不适者可加车前子、灯心草；水肿明显者可重用茯苓、薏苡仁。特别注意薏苡仁性凉，虚寒体质者不宜长期食用，孕妇及经期妇女避免食用。

Tips　湿气并非夏季所独有，春夏湿气重于秋冬，南方湿气甚于北方。古话说："千寒易除，一湿难祛。"因此，积极预防湿邪困扰和及时排出体内湿气尤为重要。祛湿药膳可以在一定程度上祛除体内湿邪，若同时配合适当运动、避免潮湿的生活环境，则效果更佳。如由湿邪导致疾病发生时，服用药膳治疗则疗效欠佳，建议及时前往医院诊治，以免延误病情。

8　不吃早餐危害多

经常看见周围的一些人长期不吃早餐，当问其为何不吃早餐时，总有各种理由，要么起床太迟，要么赶时间，要么减肥，要么习惯使然。殊不知，偶尔不吃早餐尚无大碍，长期不吃早餐则可能影响身体健康和工作效率。那么，不吃早餐有哪些危害呢？

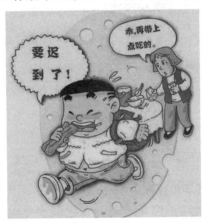

1. 降低学习和工作效率

大脑运转需要调用血液中的葡萄糖，即血糖，这也是大脑唯一能够利用的能源储备。早餐距离前一次进餐的时间最久，一般在12小时以上，体内贮存的葡萄糖已消耗许多。如果不吃早餐或早餐营养不够，人体内的血糖水平就会相对降低，影响大脑的正常生理功能，从而导致反应迟钝，头晕，注意力不集中等，降低工作和学习效率。

2. 增加患胆结石和胆囊炎的风险

胆囊是贮存胆汁的仓库，人们一日三餐，胆汁定时排放消化食物，长期不吃早餐，使胆汁淤积在胆囊内不能及时排出，容易浓缩形成结石，并发感染。

3. 容易发胖

倘若不吃早餐，则中餐和晚餐必然会吃下较多的食物，尤其是晚餐，晚上运动量相对较小，餐后不久便会睡觉。身体来不及消化吸收，长此以往，身体不堪重负，使热能过剩，极易造成脂肪堆积，使人发胖。另外，不吃早餐意味着多睡少动，因缺乏运动和身体锻炼很容易引发肥胖。

4. 增加患慢性疾病的风险

如果不吃早餐，空腹工作，特别是高强度紧张工作，空着肚子的身体为了获得能量和动力，就会自动引起甲状腺、副甲状腺、垂体等腺体分泌增加，动用机体的应急和代偿能力。长此以往，除造成腺体功能亢进之外，更会使体质变为酸性，加大罹患慢性疾病的可能。

5. 加速机体衰老

不吃早餐，维持机体正常运转的能量不足，那么只能动用体内贮存的糖原、脂肪和蛋白质，久而久之会导致皮肤干燥、失去光泽，甚至起皱和贫血，导致组织器官的功能减退，进而加速机体衰老的进程。

健康的早餐应该怎么吃？

（1）养成良好的作息习惯，每天按时睡觉起床，按时吃早餐。特别是周一至周五的工作日，更要准时进餐。周末可适当睡懒觉，但最好要进食早餐。

（2）早餐的品种要多样化，搭配要合理，以增进食欲。早餐要为人体提供丰富的营养，最好有蔬菜、水果、全谷物、鸡蛋、牛奶等。内容丰富的早餐主要为人体提供优质蛋白质、充足的膳食纤维、充足的维生素和矿物质。

（3）数量方面，早餐要吃饱。中国营养学会推荐的《中国居民膳食指南》中建议：早餐提供的能量应占全天总能量的 25％～30％，以保证整个上午的工作和学习的需要。比如，大部分男生，一个包子或者一个馒头肯定吃不饱。早餐吃饱有助于消除饥饿感，同时延长饱腹感，即使到了中午的时候也不会特别饿。

Tips　按时起床，按时睡觉，早餐比晚餐更重要。每天好身体，工作高效率，就从科学营养的早餐开始吧！

9　服药期间哪些东西不能吃？

患病服药期间，患者最关心药物如何服用？疗效如何？包括服药的时间，服药的剂量，服药的疗程等，这些确实非常重要，它直接关系着药物的疗效和疾病康复的时间。但是还有一个问题我必须提醒广大病友，那就是患病与服药期间的饮食宜忌，哪些食物适宜吃，哪些食物不宜吃。掌握了这些知识，将有利于疾病早日康复，否则会降低药物疗效甚至加重病情。

关于饮食宜忌，医圣张仲景早在两千多年前的《金匮要略》中就有论述："所食之味，有与病相宜，有与身为害，若得宜则益体，害则成疾"。那么服药治疗期间有哪些具体的饮食宜忌呢？

1. 患与"火"有关的疾病，如身体有急、慢性炎症，感染，发热，体温升高，出血性疾病（牙龈出血、痔疮出血、消化道出血等），痤疮，面红目赤，心烦失眠等，则不适宜吃辛辣助火之食物，如胡椒、花椒、辣椒、牛肉、狗肉、羊肉、酒、甜酒、生姜等。可吃清淡食物如梨子、西瓜、海带、豆腐等。

2. 患与"风"相关的疾病，如眩晕、过敏性疾病、荨麻疹、湿疹、水痘、风疹、中风等，则不适宜吃虾、蟹、香椿、鸡蛋、牛肉、狗肉、羊肉、蛇肉等容易引起"动风"的食物。

3. 患与"湿"邪相关的疾病，如妇科炎症、前列腺炎、睾丸炎、泌尿生殖系感染、下肢丹毒、脚气、肝炎、肛周脓肿、湿疹等，则不宜吃过于滋腻黏滞，易生湿生热之食物，如肥肉、糯米、年糕、汤圆、酒类等，也不宜吃前面所列举的生热助火之食物。

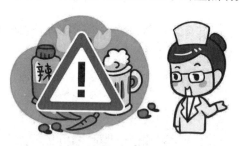

4. 患消化道疾病或以消化道症状为主要表现的疾病，如腹胀腹痛、便秘、消化不良、慢性胃炎，胃溃疡、胆囊炎、胰腺炎、肠炎等，则不宜吃妨碍人体气机升降，难于消化之食物，如土豆、花生、芋头、红薯、蚕豆、坚果等。

5. 患因"寒"邪为主导致的疾病，或人体体质属虚寒型者，则应谨慎进食寒凉性的食物，如西瓜、冷饮、柿子、绿豆、豆腐花、冰棍等。

6. 另外，人体组织器官各有偏盛偏衰，不同食物对人体脏腑各有喜恶。不同的脏腑患病时，对某些食物特别敏感，如不注意，很容易造成伤害。例如患肾脏疾病的豆制品要少吃；患肝脏疾病时要禁止喝酒；患胆囊疾病的不能多吃肥肉、猪蹄和鸡蛋；患胰腺疾病者则不宜喝酒，不宜吃夜宵；尿酸高的患者不宜吃动物内脏和饮用啤酒等高嘌呤食物。诸如此类，都要注意。人在健康之时，不同的个体，不同的年龄，不同的季节，饮食都有所选择，何况罹患之时？因此，服药治疗期间的饮食宜忌一定要听从医嘱。

Tips　人体体质有不同，脏腑器官有偏盛偏衰，罹患疾病时也有寒热虚实之分，而食物又有寒温燥润之不同。因此，针对不同体质，不同疾病，正确选择适宜的食物，对疾病的康复有益，反之将加重病情。

10　如何看医生，你知道吗?

中医看病需要望、闻、问、切，讲究四诊合参，但很多人去医院看病时，经常因为一些方面没有注意，从而影响了医生对病情的正确判断和诊断，进而影响治疗方案的制定。现代中医医生看病，除了运用传统的诊查方法（望、闻、问、切）外，还会配合一些现代科学的检查方法。那么患者在去医院看病前需要做好哪些准备呢?

1. 不宜化妆

望诊是医生诊病的基本方法之一。望神色（精神状态和肌肤颜色）是中医望诊中的主要内容，所以一定要让医生看到你的"庐山真面目"。在看病前尽量不要涂 BB 霜、口红，描眼线，涂指甲，以免掩盖病情，影响医生观察，使医生收集的临床信息不真实、不准确，影响正确诊断。

2. 不吃染舌苔的食物和药物

中医认为，五脏六腑的病理生理变化，都可以从舌头上反映出来。舌是中医窥探五脏六腑的一面"镜子"。中医看舌头，主要是观察舌苔和舌质的变化，为防止食物或药物染苔造成的假象，患者在就诊前不要进食容易染苔的食物，刷牙时也不要刮舌苔。例如，不吃让舌苔变得白腻的牛奶和坚果；不吃使舌苔变黑的杨梅、乌梅、糖果、巧克力、咖啡等；不吃使舌苔变黄的橘子、红薯等；就诊前不喝过热的水、不吃过于辛辣的食物，以免使舌质变红。

3. 不使用气味浓烈的香水和护肤品

嗅气味也是中医闻诊的重要内容，人体的各种气味，都是在脏腑生理活动或病理变化过程中产生的，有的时候可从患者身上散发出来的气味判断疾病。使用香水，或气味浓烈的护肤品或沐浴露，会掩盖患者身体本来的气味，从而影响闻诊的准确性。另外，患者在就诊前不宜吃大蒜等气味浓烈的食物。

4. 不做剧烈运动

脉诊是中医诊病的重要手段，中医的脉诊主要是切脉，过于剧烈的运动，可使脉象变得快而有力，容易掩盖真实的脉象。所以在看中医前不宜做剧烈运动或过于激动，若就诊前刚参加运动、步行或爬楼梯，则需休息一段时间，待脉搏平稳后才可让医生诊脉。情绪过于激动者宜平复一下心情后就诊。

5. 宜穿宽松衣物

体格检查是医生看病时很重要的诊查环节，详细的体格检查对于医生准确了解病情、正确诊断疾病有重要作用。如果穿着过紧，可能会掩盖一些生理反射和病理反射，不利于医生判断。因此，患者看病时应尽量穿宽松的衣物，便于配合医生做相关检查。

6. 陈述病情应实事求是

问诊是医生诊病时获取第一手病历资料的重要方法，患者一定要实事求是、认真仔细地向医生介绍病情并回答医生的提问，绝不可隐瞒病情，讳疾忌医。特别是与本病有关的问题，可能影响疾病诊断，一定要向医生讲真话，避免医生误诊漏诊，延误病情。

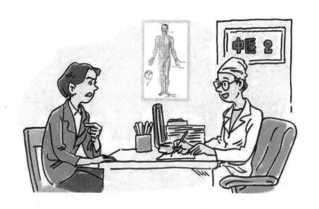

7. 不宜频繁更换医生

　　对于很多慢性疾病，治疗效果需要一定的时间方能显现，疗程相对较长。因此不能服用几副中药效果不甚明显，就立马更换医生。另外，医生对患者病情的全面准确了解，也需要一个过程，并不是每位医生对患者的病情在 5~6 分钟之内就能完全了解。频繁更换医生只会造成治疗的重复或延误病情。

8. 应为做检查做好相关准备

　　中医医生看病时，除了用传统的诊疗方法外，还需要做一些理化检查。有些检查对于患者本身有一定的要求，例如，肝胆胰脾消化系的彩超、肝功能、空腹血糖等检查前要求空腹，如果进食会对检验结果造成影响。备孕的男同胞，做精液常规检查前应禁欲 3~5 天，不禁欲或者禁欲太久均会使精液检查不准确。女同胞在看妇科病前最好避免性生活。

9. 不要擅自使用药物

　　中医在诊治疾病过程中，非常重视患者的个体差异，患病的原因、时间、地点、症状不同，治疗方药也不同。有些人吃完药病好了，便把方子记下，以备以后出现相似症状时使用；或者看到别人跟自己的病情类似，便将别人的处方拿来自己服用；或者自己在电脑上通过"百度"看病，自行购买中成药服用。这些做法都是不妥甚至是错误的，严重者可能危及生命。所以要定时就诊，医生会根据病情变化随时调整治疗方案。

10. 注意保存病历资料

每次看病时医生对疾病都有诊断和处理意见，还有一些检查化验的结果。这些资料都很重要，可以给医生下次看病时作参考。所以建议患者每次就诊时要携带所有的病历资料，特别是重要的阳性检查结果。

　看病不仅仅是医生的事，患者正确的前期准备和就诊时积极的配合，对于疾病的准确诊断和治疗都很重要。

11　水灾过后如何防病？

1. 水灾过后需预防哪些疾病？

肠道传染病是水灾过后最常见的疾病，如霍乱、伤寒、肠炎、痢疾、甲型肝炎、手足口病等；人畜共患疾病和自然疫源性疾病也是此期间极易发生的，如鼠媒传染病：钩端螺旋体病、流行性出血热等；水灾过后还可能患皮肤病：浸渍性皮炎、虫咬性皮炎、尾蚴性皮炎、癣、湿疹等；另外还要注意预防食物中毒、农药中毒。

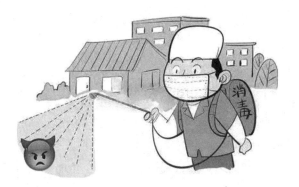

2. 水灾过后如何预防疾病呢？

（1）要做好饮用水源保护，做好饮水卫生。饮水卫生是灾后预防控制肠道传染病的关键措施。对集中式供水，严格按水厂标准消毒。对分散式水源，如对井水、山溪水等混浊水须消毒后饮用。具体方法：先将漂白粉精片放入小容器内，加水少许并捣碎，调成糊状，再倒入需消毒的水中搅动均匀，静止 30 分钟后使用，每 50kg 水加药 1 片。

煮沸消毒是一种最简单而有效的消毒方法。一般细菌在水温 80℃左右就不能生存，将水煮沸几分钟后，几乎可以将水中所含的全部细菌、病毒杀死。

（2）注意饮食卫生。杜绝"病从口入"，严格做到"十不"，即不吃淹死或死因不明的家禽家畜肉；不吃腐败变质的食品；不吃霉变的食物和糕点；不用污水洗瓜果、碗筷；不喝生水；不将生熟食品混在一起；不搞集体聚餐和野外聚餐活动；不用脏水漱口；不吃生冷食品或凉拌菜；不共用毛巾和牙刷。

（3）注意环境消毒。洪水退后，要先清淤泥，后消毒，淤泥不清消毒效果就不佳；阴雨天气，异味四逸，必须消毒。水淹地区的村庄和住户必须进行彻底的室内外环境清理，及时清除垃圾、人畜粪便，开展内外环境消毒和卫生处理工作，做到洪水退到哪里，环境清理就搞到哪里。

　　1）粪便消毒采用 10 份粪水加 1 份漂白粉，搅拌，2 小时后倒在指定地点掩埋。

　　2）对清淤后的环境可用 1000～2000mg/L 有效含氯溶液（每 1kg 水加 5～10g 漂白粉，漂白粉有效氯按 20％计）喷洒消毒 30 分钟。

　　3）对水灾致死的家畜、家禽等动物尸体要及时清理和掩埋或焚烧。先用 5％漂白粉上清液喷雾消毒 1～2 小时后，装入塑料袋，投入深坑并掩埋。

　　4）垃圾消毒：可燃物质尽量焚烧，也可喷洒 1000mg/L 有效含氯溶液，作用 60 分钟以上，消毒后深埋。

　　（4）水灾过后注意灭蚊、灭蝇、灭鼠：天一放晴，杀虫必须进行，做好灭蚊防蚊，灭蝇防蝇，灭鼠防鼠。粪缸、粪坑中加药杀蛆；室内用苍蝇拍灭蝇，食物用防蝇罩遮罩；蚊蝇多的地方可采用药物毒杀。

　　Tips　水灾虽不常见，但水灾后流行病常见，水灾后防病是一件全社会的事，大家都要引起重视，同时每个个体要注意卫生，一旦出现发热、腹泻等症状，要尽快寻求医生帮助，及早得到正确的诊疗。

12　维生素到底怎么补？

　　维生素作为一种常见的营养物质，在人体生长、代谢、发育过程中发挥着重要的作用。人体常见的维生素有水溶性维生素和脂溶性维生素两种，由于生活习惯、疾病、年龄等多种原因，经常会引起一种或多种维生素缺乏而出现一系列临床表现。那么如何判断自己是否缺乏维生素？又该如何补充维生素呢？

1. 常见的维生素有哪些？

水溶性维生素主要包括 B 族维生素和维生素 C；脂溶性维生素主要包括维生素 A、维生素 D、维生素 E、维生素 K 等。

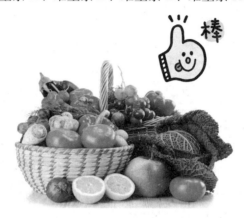

（1）维生素 A

维生素 A 有两种。一种是维生素 A 醇，是最初的维生素 A 形态（只存在于动物性食物中）；另一种是胡萝卜素（可从植物性及动物性食物中摄取），在体内转变为维生素 A 的预成物质。维生素 A 可以防止夜盲症和视力减退，还可以促进发育，强壮骨骼，维护皮肤、头发、牙齿、牙床的健康。富含维生素 A 的食物有鱼肝油、动物肝脏、胡萝卜、黄绿蔬菜、蛋类、牛奶、奶制品、奶油、黄色水果等。

（2）B 族维生素

1）维生素 B_1：又称硫胺素或抗神经炎素。是由嘧啶环和噻唑环结合而成的一种 B 族维生素。维生素 B_1 参与糖的分解代谢，有保护神经系统的作用。维生素 B_1 主要存在于种子的外皮和胚芽中，如米糠和麸皮中含量很丰富，在酵母菌中含量也极丰富。瘦肉、白菜和芹菜中含量也较丰富。

2）维生素 B_2：又叫核黄素。对神经系统、激素的释放和胎儿的生长发育都有影响。肠道细菌可以合成少量维生素 B_2，人体大

部分维生素 B_2 需要食物提供。富含 B_2 的食物有：牛奶、鸡蛋、动物肝脏等。

3）维生素 B_3：又称烟酸、尼克酸、维生素 PP。是维持能量代谢、皮肤健康及神经系统和消化系统正常所必需的维生素。广泛存在于肝脏、虾、鸡胸肉、牛肉中。

4）维生素 B_4：又称胆碱。在机体对脂肪与胆固醇的利用中必不可少，并且可以帮助传送刺激神经的信号，在一定程度上可以防止年老记忆力衰退。富含胆碱的食物有蛋类、动物的脑、动物心脏与肝脏、绿叶蔬菜、啤酒酵母、麦芽、大豆卵磷脂等。

5）维生素 B_5：也称为泛酸。体内参与广泛的代谢活动，是脂肪和糖类转变成能量时不可缺少的物质。富含泛酸的食物有肉、未精制的谷类制品、麦芽与麸子、动物肾脏与心脏、绿叶蔬菜、啤酒酵母、坚果类、鸡肉、未精制的糖蜜。

6）维生素 B_6：维生素 B_6 实际上是由几种物质——吡哆醇、吡哆醛、吡哆胺——的集合，维生素 B_6 可以帮助消化、吸收蛋白质和脂肪，也参与了红细胞的合成。富含维生素 B_6 的食物：啤酒酵母、小麦麸、麦芽、动物肝脏与肾脏、大豆、美国甜瓜、甘蓝菜、废糖蜜（从原料中提炼砂糖时所剩的糖蜜）、糙米、蛋、燕麦、花生、胡桃。

7）维生素 B_9：亦称为叶酸。参与了 DNA 的形成和新细胞的合成，并与维生素 B_{12} 共同促进红细胞的生成和成熟。广泛存在于新鲜水果及蔬菜中。

8）维生素 B_{12}：又称钴胺素。促进红细胞的形成和再生，防止贫血，还可以维持神经系统的正常功能。富含 B_{12} 的食物有牛奶、鸡蛋、肝脏、肉类。

（3）维生素 C

对于人体的组织细胞的发育和修复是一种重要的物质，还可以帮助人体内铁的吸收。维生素 C 的主要食物来源为蔬菜与水果，如青菜、韭菜、塌棵菜、菠菜、柿子椒等深色蔬菜和花菜，以及柑橘、红果、柚子等水果含量均较高。野生的苋菜、苜蓿、刺梨、沙棘、猕猴桃、酸枣等含量尤其丰富。

（4）维生素 D

种类很多，以维生素 D_2 和维生素 D_3 较为重要。维生素 D 能促进小肠对钙的吸收。来自食物（牛奶、蛋黄、肝脏等）和阳光（紫外线可以作用于皮肤中的油脂以制造出维生素 D，然后被吸收入人体内）。

（5）维生素 E

又名生育酚或产妊酚，在食油、水果、蔬菜及粮食中均存在。维生素 E 最突出的化学性质是抗氧化作用，其次还可以促进生殖。富含维生素 E 的食物有麦芽、大豆、植物油、坚果类、甘蓝、绿叶蔬菜、菠菜、有添加营养素的面粉、全麦、未精制的谷类制品、蛋。需要注意的是无机铁（硫酸亚铁）会破坏维生素 E，所以不能同时服用。假如服用含有少量硫酸亚铁的营养补品而又服用维生素 E 时，必须前后相隔 8 小时。

（6）维生素 K

又叫甲萘醌，维生素 K 参与凝血因子的合成。富含维生素 K 的食物有酸奶酪、紫花苜蓿、蛋黄、红花油、大豆油、鱼肝油、海藻类、绿叶蔬菜。

2. 哪些人容易缺维生素？

一般来讲，饮食规律，无偏食、厌食者，都可以通过饮食摄取人体所需的维生素，不需额外补充。但下列人群要小心维生素的缺乏。

（1）孕妇及哺乳期妇女

因胎儿和乳儿的额外需要，易出现维生素 C 及叶酸的缺乏，除多食用新鲜蔬菜和水果外，必要时应口服这类维生素。

（2）非母乳喂养的婴儿

非母乳喂养时，由于人工奶粉或牛乳中维生素含量与人乳不同，可能导致维生素缺乏，可适当补充维生素来满足婴儿生长发育的需求。

（3）偏食儿童、长期食欲不佳者

由于缺少特定维生素食物的补充，多种维生素供不应求，可能导致相应的维生素缺乏，而且儿童发育期新陈代谢率较高，维生素的需要量增加。生长活跃时，体内组织的维生素含量锐减，可能需要额外补充。

（4）较长期发热者

发热容易造成维生素缺乏，特别是高热持续不退时，维生素 C 消耗量最大。

（5）感染性疾病患者

无论是病菌和病毒感染（如腹泻、痢疾、肺炎、结核等病），均可能引起维生素 A 和维生素 C 的缺乏。

（6）慢性胃病患者

有消化、吸收方面障碍时，容易引起多种维生素缺乏。

（7）手术后患者

因伤口的愈合需要足够的维生素 C，及时补充有助于伤口早日愈合。

（8）体力劳动者及运动员

从事剧烈运动的人以及高强度劳动的人，最显著的外表特征是出汗多。由于出汗过多，会有大量的水溶性维生素遭到流失，所以需要及时补充维生素。

（9）长期吸烟者

此类人群对维生素 C 的消耗很大。研究表明，经常吸烟的人对维生素 C 的需求量，比不吸烟者要提高 40％以上。

（10）老年人

基础疾病多，多种维生素供不应求，平时应适当补充维生素。

3. 不同维生素缺乏分别引起哪些疾病？

（1）维生素 A 缺乏

维生素 A 缺乏时的表现有干眼症、夜盲症。长期对脂肪的吸收不良往往会导致缺乏维生素 A，这种情况常常发生在 5 岁以下的小孩身上，主要是因为饮食的摄取量不足所致。

（2）维生素 B_1 缺乏

维生素 B_1 缺乏时，可引起多种神经炎症，如脚气病。维生素 B_1 缺乏所引起的多发性神经炎，患者的周围神经末梢有发炎和退化现象，并伴有四肢麻木、肌肉萎缩、心力衰竭、下肢水肿等症状。

（3）维生素 B_2 缺乏

维生素 B_2 缺乏时，可出现舌炎、口角炎、脂溢性皮炎和阴囊炎、眼结膜炎、畏光等。主要是因为机体摄取维生素 B_2 量不足所致，成人每天需要量是 15～20mg。

（4）维生素 B_3 缺乏

维生素 B_3 缺乏病，也称糙皮病。尤其在以玉米等谷类为主食，又缺乏其他替代食品地区，在早期阶段临床表现可不明显，往往有食欲减退、倦怠乏力、体重下降、腹痛不适、消化不良、容易兴奋、注意力不集中、失眠等非特异性病症。当病情进展时，可以出现较典型症状，表现为夏秋季日光照射时发作，有时也可因辐射及皮肤物理性损伤而诱发。

（5）维生素 B_4 缺乏

维生素 B_4 缺乏时，可能引起肝硬化，肝脏脂肪的变性，动脉硬化，也可能是导致老年痴呆症的原因之一。

（6）维生素 B_5 缺乏

维生素 B_5 缺乏时，可能导致低血糖症，十二指肠溃疡、血液和皮肤异常等症状。

（7）维生素 B_6 缺乏

维生素 B_6 缺乏时可引起贫血、脂溢性皮炎、舌炎等。

（8）维生素 B_9 缺乏

维生素 B_9 缺乏的主要临床表现有二：一是巨幼细胞贫血，二是舌炎。

（9）维生素 B_{12} 缺乏

维生素 B_{12} 缺乏时，主要影响造血系统和神经系统。造血系统中特别是红细胞表现得最为明显。也可能导致广泛的神经系统症状和体征，如手足感觉异常，振动和体位感觉减退，晚期可出现记忆丧失，神志模糊，忧郁，甚至中枢视力丧失等。

（10）维生素 C 缺乏

维生素 C 缺乏可以引起坏血病。主要表现是全身有广泛的出血点。重者还有皮下、肌肉、关节出血及血肿形成，黏膜部位也有出血现象，常有鼻出血、月经过多以及便血等。牙龈也可肿胀、萎缩而引起牙根外露，甚至脱落。其次维生素 C 缺乏还可导致骨钙化不正常及伤口愈合减慢等。

（11）维生素 D 缺乏

维生素 D 缺乏时人体吸收钙、磷能力下降，钙、磷不能在骨组织内沉积，成骨作用受阻。在婴儿和儿童，上述情况可引起骨生长障碍，即所谓佝偻病。在成人，维生素 D 缺乏可引起骨软化病或成人佝偻病。

（12）维生素 E 缺乏

长期缺乏维生素 E 可能发生巨细胞性溶血性贫血或生殖障碍等。

（13）维生素 K 缺乏

维生素 K 吸收，利用出现障碍，将影响凝血因子生成。严重时出现出血症状，常见有鼻出血、牙龈渗血，皮下青紫，黑粪，月经量过多，痔疮出血，创面于术后渗血等。

4. 不同维生素缺乏的补充方法

在发现维生素缺乏时，在早期应调整饮食习惯，食用更多种类的食物，当出现维生素缺乏的表现时，可通过口服药物进行补充，但需要注意以下两点：

（1）对于维生素 D 缺乏，除了多吃牛奶、蛋黄、肝脏外，还应接受足够的日光，依靠机体合成足够的维生素 D。

（2）对于孕妇，需提前补充叶酸等维生素，预防胎儿发育畸形，避免出现新生儿体重过轻，唇裂，早产及一些心脏缺陷。

Tips 当发现自己有维生素缺乏的表现时，及时就诊，一般维生素缺乏可以通过调整饮食改善，也可以通过服用补充维生素的药物调整，但大量脂溶性维生素（维生素 A、维生素 D、维生素 E、维生素 K）过量摄入常可引起中毒，切忌盲目，应在医生的指导下补充维生素。

13 关于 "发物"，你真的了解吗？

平时经常有患者问我，什么是发物？服药过程中哪些发物不能吃？有的患者甚至对照网络上关于发物的介绍，严格控制自己的饮食。事实上，并非所有的疾病都不能吃发物，现在为大家介绍关于发物的知识。

1. 何为发物？

发物是指特别容易诱发某些疾病复发或加重已发疾病的食物。中医认为，常见的发物有白酒、公鸡、鸡蛋、牛肉、羊肉、狗肉、鹅肉、鲤鱼、鲢鱼、虾子、蟹、椿芽、芥菜、韭菜、竹笋、胡椒、花椒、辣椒、香葱等。

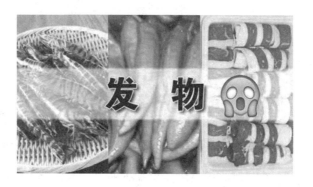

2. 发物怎么分类？

中医将发物大致分为以下几类。①动火发物：如蕈、香葱、生姜、花椒、胡椒、鹿肉、公鸡、牛肉、羊肉、狗肉等；②动风发物：如虾、蟹、鲤鱼、鲢鱼、鹅、鸡蛋、椿芽、竹笋等；③助湿发物：如白酒、饴糖、糯米等；④积冷发物：如冷饮、柿子等各种生冷食品。

3. 如何忌口？

（1）因人制宜：不管患病之人或者是健康人群，都应该根据个人体质适当忌口。例如：肥胖痰湿体质者应禁食甘肥厚腻之味，免助湿生痰；素体虚寒者应忌食生冷之品，防止寒邪积聚体内，损伤阳气；平时容易上火，肝阳偏亢者不宜多食香葱、韭菜、大蒜、辣椒以及煎炒油炸等辛辣温热食物，以免助火动风；湿热体质，口苦口干苔黄腻者应少喝酒，少食辛辣之品。

（2）因时制宜：夏季炎热湿盛，应多食苦味食物，如苦瓜、莲子心等，少食滋润甘腻之品，如蜂蜜、糯米等；秋季气候干燥，应少食辛燥伤阴之物，如油炸煎炒食品。

（3）因地制宜：雨水偏少的干燥地区，应少吃辛苦温燥的食物，如花椒、辣椒等，多食甘润之品如甘蔗、梨子等；雨水较多的潮湿地区，应适当食用辣椒等辛辣食物。

（4）因病制宜：当食物影响疾病的治疗时，需要忌口。如荨麻疹、丹毒、湿疹等皮肤病患者，不宜食用海鲜、虾、蟹、贝类、鹅肉、黄花菜、竹笋、牛奶等；崩漏带下、月经过多、鼻出血、皮下出血、尿血、痔疮等出血性疾病患者，不宜食用胡椒、羊肉、狗肉、白酒等；溃疡病、慢性胃炎、消化不良等疾病患者，不宜食用白酒、豆类、薯类、花生等。

当食物与药物可能产生不良反应时要忌口：如人参味甘微温，为补气强壮之药；萝卜味辛性凉，为下气泄气之品，二物作用相抵，不可同食。

Tips 民间关于发物的说法很多，大家需要用科学的态度看待，无须盲目听从。建议在医生的指导下确定，并根据自身不同体质、不同疾病以及季节气候等情况，不食应忌食的发物。

14 每个人都要补充益生菌？

经常有朋友咨询，在超市购买牛奶制品时，要买哪一类好？是普通牛奶，还是酸奶好？还是含益生菌的牛奶好？益生菌是不是每个人都要补充？今天让我给您一个最全面的建议。

1. 什么是益生菌？

人类肠道拥有 100 万亿个、1000~1150 种细菌，其中有部分细菌对人体的正常新陈代谢和生命的正常维持有帮助，是人体不可缺少的细菌，这些对身体有益的细菌我们称之为益生菌。正常情况下，人体肠道内的菌群个数和种类保持一种相对平衡的状态。还有一些细菌平时在人体肠道寄生，对人体不产生危害，也没有什么帮助，但在某些情况下会致病。

2. 益生菌的功效

研究表明：益生菌具有预防或改善腹泻、缓解不耐乳糖症状、增强人体免疫力、促进肠道消化系统健康、帮助吸收营养成分等功效，不同的益生菌种发挥着不同的作用。

一旦体内菌群失去平衡，比如菌种间比例发生大幅变化或者超出正常数值时，那么腹泻、过敏、胃口不佳等一系列症状就会随之而来，这个时候我们就需要益生菌来帮助我们修复身体的这些不适症状了。

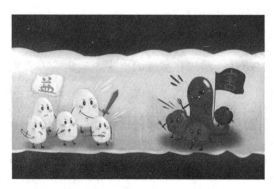

目前我国使用的有益生菌作用的药物有20余种，其中包括双歧杆菌、乳杆菌、布拉酵母菌等，商品名称通常为我们熟悉的如"整肠生""金双歧""亿活""妈咪爱"等，另外还有一些含益生菌类的食品如酸奶、饮料等。

3. 如何补充益生菌呢？

由于肠道菌群失调引起急慢性腹泻、慢性便秘、腹胀和消化不良等症状时我们可以补充双歧杆菌，代表药物有"丽珠肠乐""金双歧"等药物。

婴幼儿腹泻、慢性腹泻、肠功能紊乱及肠炎治疗时可以补充蜡样芽胞杆菌，代表药物有"乐腹康"等药物。

由细菌或真菌引起的急性肠炎、慢性肠炎、腹泻可以补充地衣芽胞杆菌，代表药物有"整肠生"等药物。

使用抗生素引起的腹泻可以使用布拉酵母菌，代表药物有"亿活"等药物。

服用益生菌最好在饭后半小时以上，避免益生菌被过多的胃酸消灭，如在服用抗生素期间，最好和抗生素服药时间间隔 2 小时以上，如果是布拉酵母菌（一种真菌性益生菌）则可以和抗生素同服。益生菌适宜在 2℃~8 ℃避光环境下保存。

对于平时消化不良或经常腹泻的人群也可以选择含有益生菌的酸奶或饮料。

15 "打吊针" 的坏处你知道吗？

静脉输液就是俗称的"打吊针"，静脉输液治疗是住院患者、急诊患者主要的治疗方法之一，静脉输液在危急重症患者的抢救时发挥着重要作用，但是频繁和过多地输液也会对人体产生不利影响。

1. 静脉输液的优点

（1）严重烧伤、失血、休克等急重症时，通过输液可以及时补充血容量、改善微循环。

（2）癌症等重症疾病晚期，或因其他疾病无法进食时，通过输液可以补充人体必需的营养物质。

（3）严重呕吐、腹泻时，通过输液可以快速补充丢失的水和电解质。

（4）各种危急重症需要紧急抢救时，建立输液通道，可以快速将抢救药物输注患者体内，立即发挥治疗作用。

（5）其他如大手术后、口服或肌注药物无效时，以及其他诊疗需要的特殊情况等，输液也是不可或缺的治疗手段。

2. 可能造成的伤害

（1）由于输液是将各种药物直接输注到人体血管内，一旦发生药物不良反应（过敏）时，会较口服和肌内注射时更迅速、更剧烈，给患者带来的伤害会更大。

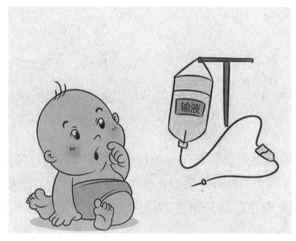

（2）输液特别是快速或大量输液时，还可能会加重心、肺、肾等重要脏器的负担，尤其对有严重心、肺、肾脏疾病的患者、老年人及小孩，不适当的输液可能会造成心力衰竭，甚至死亡。

（3）长期输液还可导致静脉炎，引起肺、心、脑栓塞等。

（4）中医认为经常输液会损伤人体阳气。因液体属寒性属湿性，易伤人体阳气，阻碍气血运行。若是平素体质偏阳虚（即肥胖、怕冷、四肢怕冷一类人群），过多输液会导致寒湿之邪伤及脾胃，损伤阳气，进而出现腹泻、呕吐、四肢怕冷等症。

若儿童经常输液更易损伤阳气，使患儿体质变弱，抗病能力下降，还可能使患儿体质变为寒湿体质或虚寒体质，容易感冒和滋生其他疾病。

因此，我们建议大家在就诊时应听取医生建议，不要一味要求"打吊针"，也不需太过排斥，在医生专业指导下，选择适合自己的诊疗方案。